KB273220

# 상담의 신

실전 약사
상담력을 키우는
질환별 퀴즈북 1

CellMed®

# 상담의 신

## 실전 약사 상담력을 키우는 질환별 퀴즈북 1

장봉근 의학·약학 박사, 약사 | 양홍철 약사 지음

리더북스

약국 상담대 앞, 약사는 매일 새로운 질문과 마주합니다.

비슷해 보이지만 미묘하게 다른 증상들, 환자마다 제각각인 배경과 생활습관, 그리고 그 짧은 찰나에 내려야 하는 수많은 판단까지.

이러한 고민은 어느 한 사람만의 몫이 아니었습니다. 실제로 많은 약사가 단톡방에서 질환별·증상별 상담 사례를 공유하며, 서로에게 질문을 던지고 퀴즈를 내기 시작했습니다.

"이 증상에서 어떤 질환을 가장 먼저 의심해야 할까?"
"이럴 때 어떤 질문을 추가로 건네야 할까?"
"약과 함께 어떤 솔루션을 제시하는 것이 최선일까?"

이렇게 쌓인 질환별·증상별 퀴즈들은 약사들의 실제 상담 경험과 치열한 고민이 고스란히 담긴, 그야말로 현장에서 탄생한 집단지성의 기록이었습니다.

《상담의 신: 실전 약사 상담력을 키우는 질환별 퀴즈북》은 그 방대한 퀴즈들을 정리하고 가다듬어 체계적으로 분류해낸 결과물입니다. 본서는 심혈관, 근골격계, 피부질환 등 약국에서 가장 자주 접하는 주요 질환을 중심으로 구성되었습니다. 독자들은 문답식 퀴즈를 따라가는 것만으로도 상담의 흐름과 사고 구조를 자연스럽게 정립할 수 있을 것입니다.

특히, 본서는 단순한 증상 완화를 넘어, 질환의 뿌리인 '세포막과 유전자의 손상'에 주목합니다. 세포교정영양요법(OCNT) 이론을 바탕으로 붕괴된 면역 체계와 해독·대사 기능의 불균형을 근본적인 관점에서 꿰뚫어 보도록 돕습니다. 이를 통해 상담 현장에서 즉각적인 해답이 될 수 있는 최적의 영양소와 실효성 있는 솔루션을 명확히 제시합니다.

2019년, '셀메드'라는 배가 닻을 올린 이래 우리는 '퀴즈'라는 매개체를 통해 매일 지식을 나누며 함께 성장해 왔습니다. 이 책은 누군가의 책상 위에서 만들어진 이론서가 아닙니다. 현장의 약사들이 직접 질문을 던지고, 치열하게 고민하고 토론하며 완성한 '살아 있는 상담 노하우'의 결정체입니다.

《상담의 신: 실전 약사 상담력을 키우는 질환별 퀴즈북》은 약사님이 더 이상 홀로 고민하지 않도록, 수많은 동료의 경험과 지혜를 한 권에 집약했습니다. 그 뜨거웠던 나눔의 흔적들이 이제 약사님의 상담대 위에서 가장 든든한 이정표가 되어줄 것입니다.

Contents

# Contents

# Contents

# Chapter 01

# 세포교정의 기초와 원리

# 세포교정의약학

## Q 배경지식 Key point

☑ 세포교정영양요법<sup>OCNT, Ortho Cellular Nutrition Therapy</sup>이란 활성형 영양소를 주로 한 햇빛, 공기, 물, 마음, 식이요법을 활용하여 산화된 세포막과 고장난 유전자 그리고 망가진 항산화 및 해독 시스템을 정상화시켜 만성질병을 치유하는 영양요법을 의미한다.

☑ OCNT는 **세포 기능을 회복시켜 질병을 치유**하는 임상영양요법으로, 핵, 세포막, 미토콘드리아, 황산화 효소, 해독 효소의 작용과 기전을 중심으로 이루어진다.

☑ 세포교정의약학이 대체의학 또는 자연요법과 다른 점은 근거 중심의 학문이라는 것이다. 세포교정의약학의 이론과 제품은 SCI(E)급 논문이나 정식 보고서에 의해 검증된 데이터를 바탕으로 만들어진다.

☑ 모든 병은 **해독, 면역, 혈류, 재생** 능력이 부족하여 생긴다.

☑ 치료는 증상을 개선하는 것이고, 치유는 원인을 제거하는 것이다.

☑ 세포교정 이론에서 가장 중요한 것은 **항산화, 해독 시스템을 교정**하는 것이다.

☑ 해독은 시토크롬 p450과 포합으로 이루어지고, 항산화는 SOD, GPx, CTs 효

소계로 이루어진다.

☑ 자연치유는 **활성형 뉴트라슈티컬**에 의해서만 가능하다. 왜냐하면 자연치유란 유전자와 세포막의 교정을 통해서만 가능하기 때문이다.

☑ **OCNT에 의한 교정 기간은 사람마다 차이가 있다.** 왜냐하면 OCNT에 반응하는 각각의 체질, 즉 치유반응(호전반응, 명현반응)에 따라 치유 효과가 다르기 때문이다.

☑ 세포교정에 최소 100~120일이 필요한 이유는 조혈모세포 때문이다. 조혈모세포는 모든 세포의 모세포로 작용한다. 즉, 조혈모세포가 바뀌어야 세포가 바뀐다.

☑ DDS<sup>Drug Delivery System, 약물전달시스템</sup>는 약물의 안정성을 높이고 부작용을 최소화하며 효능 및 효과를 극대화하여 필요한 양의 약물을 원하는 부위에 효율적으로 전달할 수 있도록 제형을 설계하는 기술이다.

☑ 나노복합체 기술은 혈중농도를 증가시키고, 나노파티클 기술은 흡수율을 높인다. 특히 나노복합체는 두 나노입자를 이온·파이 결합하여 생체이용률을 획기적으로 높이는 DDS 제형이다.

☑ 인체는 항산화, 해독력, 산도, 염도, 면역력 등 여러 요소를 종합적으로 유지해야 건강을 지킬 수 있다. 셀메드에서는 시아플렉스, 하트베리 블랙, 시아플렉스 미네랄 죽염, 시아플렉스 미네랄 락솔트, 베타플렉스를 처방하여 항산화·해독, 혈액과 체액의 산도 및 염도 조절, 면역력 증진을 동시에 지원할 수 있다. 여기에 한 가지를 더 추가한다면 티엠플렉스이다.

## ✅ 팩트체크 Quiz

❶ ○○○○는 잘못된 후성유전자와 세포막을 정상적으로 교정하는 세포교정영양요법이다.

OCNT

❷ 면역, 해독, 혈류, 재생 중 가장 중요한 것은?

해독

❸ ○○○○○○가 파괴되면 세포 내 에너지 생성이 불가능하게 되어 세포의 모든 기능이 저하된다. 염증 초기는 세포막의 문제지만 만성화되면 이것의 문제가 된다.

미토콘드리아

❹ OCNT의 가장 중요한 기전은?

선 해독, 후 재생

❺ 인체를 방어하기 위해 필요한 4가지 요소는?

항산화·해독, 산도, 염도, 면역력

❻ 세포교정의 4대 교정 표적은?

핵, 세포막, 미토콘드리아, 항산화·해독 시스템

❼ 약물의 안정성을 높이고 부작용을 최소화하며 효능 및 효과를 극대화하여 필요한 양의 약물을 원하는 부위에 효율적으로 전달할 수 있도록 제형을 설계하는 기술은?

DDS(Drug Delivery System, 약물전달시스템)

# 02 유전자 발현

## 🔍 배경지식      Key point

- ☑ 인간의 DNA는 약 30억 개의 염기로 구성되며 99.9%가 동일하다. 약 0.1%, 즉 300만 개의 염기가 다르면 인간의 다양한 형질이 나타나게 된다.

- ☑ SNP는 한 개의 염기가 변이된 것으로, 사람의 다양한 특성을 만드는 주요 유전적 요인이다.

- ☑ DNA에서 단백질이 만들어지는 과정을 '유전자 발현'이라고 한다.

- ☑ DNA → RNA → 단백질 이론은 센트럴 도그마 Central Dogma 이다.

- ☑ DNA에서 mRNA로 가는 과정을 '전사 Transcription'라고 하며, mRNA에서 단백질이 만들어지는 과정을 '번역 Translation'이라고 한다.

- ☑ DNA 메틸레이션은 대표적인 후생유전학적 기전으로, 유전자 발현을 조절하는 데 중요한 역할을 한다.

- ☑ 진핵생물의 유전자는 프로모터, 엑손, 인트론 등 다양한 조절 및 코딩 영역으로 구성된다.

- ☑ 유전자는 **후생유전학적 기전**(DNA 메틸화, 히스톤 변형 등)**에 의해 조절**되며, 이러한

변화는 **식이, 스트레스, 생활환경** 등의 영향을 받을 수 있다.

☑ CpG는 시토신·인산·구아닌의 약자로 메틸레이션이 붙는 부위이며, 정확하게는 시토닌에 메틸기가 붙는다.

☑ 세포신호전달 분자는 **세포신호전달 시스템을 조절하는 물질로서 호르몬, 효소, 사이토카인, 성장인자, 신경전달물질, 폴리페놀** 등이 있다.

☑ 세포신호전달 분자는 세포막 또는 핵에 작용하는 물질을 말한다. 세포막 또는 핵에 직접 작용하거나 수용체에 작용하여 유전자를 발현시킨다.

☑ 인간의 유전자는 약 2만~2만 5,000개에 불과하지만, 만들어내는 단백질은 10만 종류가 넘는다. 이는 하나의 유전자가 여러 가지 단백질을 만들 수 있기 때문이다.

☑ DNA에서 전사된 pre-mRNA에서 인트론을 제거하고 엑손을 연결할 때, 엑손의 조합을 다르게 하면 하나의 유전자에서 다양한 mRNA와 단백질이 생성된다. 이를 '선택적 이어맞추기' **Alternative Splicing**라 하며, 세포의 환경과 영양 상태에 따라 유전자가 다르게 발현될 수 있음을 시사한다.

## ✅ 팩트체크  Quiz

❶ 핵산은 ○종의 염기와 △종의 당과 인산으로 구성 된다.  ·  5/2

❷ DNA 염기 중 주로 메틸레이션이 되는 염기는?  ·  시토신

❸ 유전자의 상단 부위에 존재하며 CpG가 밀집된 메틸레이션이 잘 일어나지 않는 독특한 영역은?  ·  CpG 섬

❹ DNA에서 전사된 유전자 중 코딩이 되어 궁극적으로 단백질 합성에 사용되는 유전자는?  ·  mRNA

❺ 코딩되지 않는 RNA로, 단백질 생산을 억제하고 유전자의 과발현을 억제하는 역할을 하는 것은?  ·  마이크로RNA(miRNA)

❻ 유전자 발현이 시작되려면 가장 먼저 ○○○○○에 □□□□가 붙어야 한다.  ·  히스톤테일/아세틸기

❼ 핵산이 생명체의 유전물질로 사용될 수 이유는 ○○○○ 구조에서 오는 □□□과 △△△ 때문이다.  ·  이중나선/ 안정성/ 복제성

# SNP 유전자

## 🔍 배경지식    Key point

☑ DNA → mRNA → 단백질에서 mRNA로 전사되는 DNA 부분을 엑손 Exon이라 하고, mRNA로 전사되지 않는 부분을 인트론 Intron이라고 한다. DNA는 모두 전사되는 것이 아니다. 단지 약 10%만 전사된다. 전사된다는 의미는 단백질을 만든다는 것이다. 단백질은 생명을 의미한다.

☑ DNA의 인트론에 위치하는 SNP는 생물학적 다양성을 나타낸다. 반면, 엑손에 위치하는 SNP는 건강과 관련된 임상학적 의미를 나타낸다. 생물학적 다양성을 담당하는 인트론 부위는 pre-mRNA라는 과정에서 제거되고 엑손 부위만 단백질로 된다.

☑ **유전자에 따라 약의 효능 또는 부작용의 강도가 달라진다.** 여기서 유전자는 대부분 SNP를 의미한다. 유전체 분석법은 대부분 SNP에 의해서 이루어진다.

☑ 인체에 내적으로 입력된 유전정보를 유전형 Genotype이라 하고, 인체에 외적으로 표현된 유전정보를 표현형 Phenotype이라고 한다.

☑ **유전형과 표현형이 다른 이유는 식이와 환경 때문**이다.

☑ 부모로부터 받는 유전자는 유전형이고, 자식에게 물려주는 유전자는 표현형이다.

☑ 인종 간에는 피부색, 키, 우유와 밀가루 소화능력, 머리카락 색과 모양, 눈 색깔, 알코올 분해 능력 등 다양한 차이가 있으며, 약물의 약 30% 이상에서 그 반응이 다른 이유는 SNP 때문이다.

☑ SNP 유전자의 특징

- 개인식별, DNA 지문 분석, 친자 확인, 범죄 수사 등에 이용
- 복합성 질병과 관련된 유전자 간 Association 연구
- 질병의 Predisposition 측정
- 특별한 유전적 특성의 예측
- Classifying patients in clinical trials

☑ SNP는 개별적으로 존재하기도 하지만, 여러 개의 SNP가 세트로 유전되는 경우가 많은데 이를 일배체형 Haplotype이라고 한다.

☑ 특정 일배체형을 분석하면 약물 대사 속도, 질병 발생 위험도, 특정 영양소에 대한 반응성을 더 정확하게 예측할 수 있다. 이는 OCNT가 단순한 영양 공급이 아니라 개인의 유전적 특성에 맞춘 정밀 영양요법임을 뒷받침한다.

<table>
<tr><td>

**팩트체크**</td><td>Quiz</td></tr>
</table>

| | |
|---|---|
| ❶ SNP는 무엇이 바뀐 돌연변이인가? | 염기 |
| ❷ SNP는 대부분 DNA의 Exon이 아닌 (　　　　) 에 존재한다. | Intron |
| ❸ 단백질 코딩 영역에 염기 변이를 일으킴으로써 아미노산 변화를 야기시키는 유전자 변이를 무엇이라고 하는가? | cSNP(Coding SNP) |
| ❹ None coding SNP를 무엇이라고 하는가? | iSNP(Intron SNP) |
| ❺ 단백질 코딩 영역에서 발견은 되지만 아미노산 변화를 야기하지 않는 SNP를 무엇이라고 하는가? | Ssnp (Synonymous SNP) |
| ❻ SNP의 복구와 보호에 대표적인 셀메드 영양소 2가지는? | 시아플렉스, 뉴타플렉스 |
| ❼ SNP는 부모에게서 유전되지만 환경적 요인에 의해 후천적으로 생성되기도 한다. O, X? | X (SNP는 유전적, 후천적 손상은 돌연변이/변성) |

# 04 후성유전자와 만성질환

> ## 🔍 배경지식　　　　　　　　　　　　Key point

☑ **병의 근본적인 1차 원인은 스트레스(활성산소), 독소(제노바이오틱스), 식이 항원(난소화성 단백질), 영양실조(과다, 결핍) 때문이고, 2차 원인은 후성유전자(히스톤, DNA, RNA) 때문**이다.

☑ 대부분 만성질환은 후성유전자에 의한 염증유전자의 과발현으로 발생한다.

☑ 병의 원인은 동일하지만, 병의 결과는 몸 부위별로 각각 다르게 나타난다. 어떤 이는 하지불안증이 나타나고, 어떤 이는 우울증, 조울증이 나타날 수 있다. 그 이유는 **유전자의 차이로, 체질에 따라 각자 유전자의 Weak point(취약한 유전자)가 다르기 때문**이다.

☑ 병리학에서 본태성이란 단어는 후성유전자의 등장으로 사라질 것이다. 대사성질환, 암, 신경질환, 순환계질환, 자가면역질환의 99%는 후성유전질환이다.

☑ 본태성 질환은 전체 질환의 1%도 되지 않는다. 본태성이란 선천적 유전질환으로 바꿀 수 없다는 의미인데, 실제 후천적 유전질환, 즉 후성유전질환으로 후성유전영양소에 의해서 바꿀 수 있다.

☑ **후성유전자는 식이, 환경, 정신에 의해서 항상 변화하며 유전**된다.

☑ 일란성 쌍둥이가 동일한 유전자를 갖지만 성장할수록 각각의 모양, 체질, 질병 등이 달라지는 이유는 후성유전자 때문이다.

☑ 우리가 먹는 음식은 단순히 칼로리나 구성 성분이 아니라, 유전자에게 보내는 '정보(Signal)'로 작용한다. 예를 들어, 엽산, 비타민$B_{12}$, 베타인과 같은 메틸기 공여 영양소는 DNA 메틸화를 조절하여 유전자 발현 스위치를 끄거나 켤 수 있다. 즉, 식이는 후성유전적 변형을 통해 다음 세대까지 영향을 미칠 수 있다.

## ✔ 팩트체크      Quiz

❶ 사이토카인, 접합분자, 키모카인, 성장인자(Growth factor), COX-2나 iNOS와 같은 유도 효소 (Inducible enzyme) 등을 코드화하는 유전자를 조절함으로써 염증반응에도 중요한 역할을 수행하는 유전자는?

NF-κB

❷ NF-κB에 의해서 활성화되는 유전자로 암세포를 선택적으로 죽이는 생체활성물질은 무엇인가? 이 사이토카인은 암세포가 아닌 정상세포에도 염증반응이나 면역기능 조절과 같은 다양한 생체활성을 유도하는 물질이다.

TNF-α

❸ 후성유전자의 3가지 종류는?

Histone modification, DNA methylation, miRNA expression

❹ 후성유전에 관여하는 세포 요소(후성유전 결정요소) 4가지는?

SNP, DNA, 히스톤, miRNA

❺ 후성유전자 중 히스톤과 무관한 질병은?

노화, 암, 치매, 비만, 고지혈증, 당뇨

❻ 후성유전자 중 가장 많은 돌연변이가 나타나는 후성유전자는?

SNP

#  05　DNA 메틸화

## 🔍 배경지식      Key point

- ☑ **DNA의 메틸화는 대표적인 후성유전적 변화로, CpG 서열의 시토신(C)에 메틸기가 부착되어 유전자 발현을 조절**한다.

- ☑ 암 발생에는 암억제유전자의 프로모터 DNA 과메틸화와 종양촉진유전자의 프로모터 저메틸화(탈메틸화)가 중요한 역할을 한다.

- ☑ 따라서, 메틸레이션은 양날의 검이다. **암억제유전자에 메틸화가 일어나면 암이 촉진되지만, 암유전자에 메틸화가 일어나면 암이 억제된다.**

- ☑ 히스톤에 아세틸기가 붙으면 리신 잔기의 양전하가 중화되어 DNA-히스톤 결합이 약해지고, 크로마틴이 풀려서 RNA 전사가 촉진된다.

- ☑ 반대로, DNA 메틸화는 일반적으로 전사인자의 결합을 막거나 메틸 결합 단백질을 유인하여 전사 억제를 유도한다.

- ☑ 메틸화되는 DNA 염기는 시토신이고, 아세틸화되는 히스톤 잔기는 리신이다.

- ☑ 셀메드 메틸레이션 영양소는 리포트론엠이다. 리포트론엠은 모노아민 대사와 메틸레이션 영양소로 후성유전 조절 영양소이다.

## ✪ 팩트체크        Quiz

❶ DNA 메틸화는 주로 CpG 서열의 시토신에 메틸기가 붙어 유전자 발현을 조절한다. O, X?

O

❷ 암억제유전자의 과메틸화는 암 발생을 억제한다. O, X?

X

❸ 히스톤 아세틸화는 DNA를 풀어 전사를 촉진한다. O, X?

O

❹ 히스톤 ○○○○는 리신 잔기에서 일어나며, DNA 구조를 풀어 RNA 전사를 △△한다.

아세틸화/촉진

❺ 암억제유전자의 ○○○○는 암 발생을 촉진하고, 종양촉진유전자의 △△△△는 암 발생을 촉진한다.

과메틸화/
저메틸화(탈메틸화)

❻ 과하게 메틸화가 이루어질 경우 부족해지는 항산화, 해독 물질은 ○○○○○이다.

글루타티온

❼ 저메틸화 시 증가하기 쉬운 면역 관련 반응은?

염증(사이토카인 과발현)

# 06 후성유전영양소

##  배경지식　Key point

☑ 영양소 또는 약이 사람마다 효과나 부작용이 나타날 때 차이가 나는 가장 중요한 이유는 **간 해독력과 세포 수용체의 차이** 때문이다.

☑ 약물이 세포에 도달하면 세포막 수용체와 결합하거나 핵으로 직접 들어가 특정 유전자를 발현시킨다.

☑ **후성유전영양소는 후성유전자의 발현을 조절하고, 후성유전자는 유전자의 발현을 조절한다. 유전자는 후성유전자의 발현을 조절한다.** 유전자와 후성유전자는 서로 밀접한 영향을 끼치고, 유전자와 후성유전자는 둘 다 유전된다.

☑ 히스톤에서 과발현을 억제하고 DNA에서 억제하고 miRNA로 억제하는 순서로 암유전자, 염증유전자의 전사를 막는다. DNA에서 RNA로 정보가 전달되는 전사를 막아야 염증 또는 종양 효소가 생성되지 않는다. 이것을 조절하는 물질을 **초유전자**라고 한다.

☑ 암유전자와 암억제유전자의 발현을 조절하려면 후성유전자를 풀거나 막을지 결정해야 한다. 이 염증과 종양의 발현을 조절하는 물질이 바로 초유전자 시아

플렉스이다.

☑ **시아플렉스는 해독과 항산화 시스템을 유지하면서 핵 내로 직접 유입되어 면역력을 강화하고, 종양을 담당하는 후성유전자를 직접 교정**하여 대부분의 유전자 발현을 조절하는 광범위 초강력 초유전자이다.

☑ 시아플렉스는 DDS의 일종인 나노복합체 기술을 적용하여 혈중에서 시아니딘-3-글루코시드(C3G)를 지속적으로 방출한다. 방출된 C3G는 표적 부위에 도달해 세포막 수용체와 상호작용하며 세포 내로 유입된다. 이 과정에서 함께 존재하는 저분자 다당체는 글리코 영양소로서 세포 표면 당사슬을 구성하고, 분리된 C3G는 세포핵으로 들어가 핵 수용체에 작용하여 유전자 발현을 조절한다.

☑ **수용성 플라보노이드인 시아플렉스와 지용성 카로티노이드인 카로플렉스는 후성유전자의 발현을 조절하는 대표적인 후성유전영양소**이다.

☑ AFNC로 24시간 계속 안토시아닌의 농도를 유지하면서 후성유전자를 두드려야 세포교정이 된다. 일반 플라보노이드로는 농도와 유지 시간이 적어 불가능하다.

☑ C3G는 핵에 직접 작용하여 유전자 발현을 조절한다. 후코이단 또는 알긴산은 장점막 면역과 자연면역을 강화하며, 분해된 다당체는 세포막 당사슬 합성에 사용되어 세포 수용체를 구성한다.

☑ **자연면역이란 백신이 아닌 외부 다당체 또는 미생물에 의해서 자연적으로 면역이 형성되는 것을 의미한다. 백신에 의한 면역, 즉 인위적 면역은 불완전한 면역으로 볼 수 있다.**

✪ 팩트체크          Quiz

❶ 시아플렉스는 나노복합체 DDS 기술을 통해 혈중에서 C3G를 지속적으로 방출하고, 방출된 C3G는 세포핵 수용체에 직접 작용하여 유전자 발현을 조절한다. O, X?

> O

❷ 후성유전자는 DNA와 히스톤 단백질의 변화를 통해 유전자 발현을 조절하며, 이 과정은 유전되지 않는다. O, X?

> X

❸ C3G가 유전자를 조절하는 DNA 부위는?

> CpG(methylation 부위), 히스톤(acetylation 부위)

❹ 시아플렉스, 유파플렉스, 뉴타플렉스, 티엠플렉스, 카로플렉스, 커큐플렉스로 과발현된 염증 유전자의 발현을 조절하는 후성유전자를 교정하는 3가지 기전은?

> 히스톤 deacetylation, DNA methylation, miRNA expression

❺ 유전자의 프로모터가 과메틸화되었을 때 일반적으로 나타나는 결과는?

> 전사 억제

❻ 후성유전 변화를 유발하는 대표적 환경 요인 3가지는?

> 영양, 스트레스, 독소(환경오염물질)

# 07 미토콘드리아와 유전자

> ### 🔍 배경지식  Key point

- ☑ 미토콘드리아는 박테리아에서 진화한 세포 소기관으로, 모계 유전되는 DNA를 통해 ATP 생성에 필요한 단백질과 효소를 암호화하고 일부는 자체 합성할 수 있다.

- ☑ 미토콘드리아는 유전자로 DNA와 RNA를 가지고 있다.

- ☑ 조직 기능이 50~90% 이상 저하되는 상태를 '부전증'이라고 하며, 뇌경색, 심근경색, 혈관부전, 간·신부전 등 다양한 질환과 관련된다. 이는 미토콘드리아 기능 저하 → ATP 생성 감소 → 세포 에너지 부족 → 조직 기능 손상으로 설명할 수 있다.

- ☑ 미토콘드리아의 항산화 시스템이 붕괴될 때 미토콘드리아의 인지질, DNA 등이 파괴되면서 미토콘드리아 병증이 발병한다. 미토콘드리아 병증의 가장 심각한 병은 루게릭병과 파킨슨병이다.

- ☑ 미토콘드리아를 회복시키는 대표적인 셀메드 영양소
  - 시아플렉스: 핵 수용체 및 미토콘드리아 활성화, 세포 전체 기능 조절
  - 뉴타플렉스: 세포 대사 보조물 공급, 에너지 생성 보조

## ✔ 팩트체크                     Quiz

❶ 에너지 공장인 미토콘드리아를 복구시켜 세포 기능을 회복하는 필수영양소는?     뉴타플렉스

❷ 미토콘드리아의 유전자 손상을 막기 위해 꼭 섭취해야 하는 필수영양소는?     시아플렉스, 뉴타플렉스

❸ 미토콘드리아 병증이 가장 두드러진 조직은?     근신경계(근육신경) 조직

❹ 부전증에 뉴타플렉스 또는 NCT를 처방하는 이유는?     미토콘드리아, 핵 DNA 복구

❺ 뉴타플렉스 구성은?     DNA, RNA, 히스톤, 클로로필

❻ 미토콘드리아는 세포 내 에너지 생성뿐 아니라 세포자살(Apoptosis) 조절에도 관여한다. O, X?     O

❼ 미토콘드리아 DNA(mtDNA)는 핵 DNA처럼 부모 양쪽으로부터 유전된다. O, X?     X (오직 모계 유전)

❽ 미토콘드리아 병증과 특히 연관되는 대표적 중증 질환 2가지는?     루게릭병, 파킨슨병

#  08 항상성 유지



- ☑ 항상성이란 세포가 정상적인 기능을 유지하려는 특성이다. 항상성이 저하되면 염증, 부전, 종양이 발생한다. 호르몬과 자율신경은 항상성을 유지시키는 조절계이다. ECM과 ECF를 안정적으로 유지하려는 인체의 힘이 항상성이다.

- ☑ 항상성을 유지하는 기전은 '수용기 → 조절기 → 효과기' 순서로 되먹이 순환구조를 갖는다. 조절계의 중추는 시상하부로, 오감은 시상하부로 모여 호르몬 자율신경 신경전달물질을 통해 말초 조직에서 표현되고 통제된다.

- ☑ 체온 36.5도를 항상 유지하는 데 필요한 첫 번째 센서$^{Sensor}$는 시상하부이다.

- ☑ **건강하기 위해서는 어떤 상황에서도 항상성을 유지하는 것이 가장 중요**하다. 오랜 기간 몸이 변화를 통해서 항상성을 유지하는 것을 Allostasis(신항상성)라 한다.

- ☑ 신항상성은 단순히 일정 수치를 유지하는 것이 아니라, 스트레스에 적응하면서 생리적 기능을 유연하게 변화시키는 동적인 개념이다. 이때 몸이 변화할 수 있도록 도와주는 물질을 아답토젠이라 한다.

- ☑ **몸이 스스로 변화하지 못하면 병들게 되므로 적절한 아답토젠을 공급하여 몸이**

**변화할 때까지 걸리는 시간을 교정기간이라고 한다.**

☑ 역동적 생체균형은 항상성의 동적인 개념이다. 인체는 유무형의 내외적 스트레스에 처하게 되면 조절계가 감지하고 반응하여 역동적 생체균형을 이루면서 조직의 기능을 유지한다.

☑ 역동적 생체균형은 유전·환경의 상호작용과 정신·육체의 상호작용을 반영하여 다양한 개별성을 결정해 가는 과정이다.

☑ 역동적 생체균형이 개인마다 차이가 나는 이유는 호르몬과 신경계의 개인차 때문이다.

☑ 역동적 생체균형은 건강이 단순히 세포의 질병이 없는 상태가 아니라, 내외적 변화에 반응하여 세포가 최적의 기능을 발휘하는 상태를 설명하는 OCNT 이론의 좋은 모델이다.

☑ 일반적으로 오토파지는 세포자살을 억제하고, 세포자살 또한 오토파지를 억제한다. 단식하면 컨디션이 좋아지는 사람은 오토파지가 긍정적으로 작용하는 것이다. 하지만 단식하면 몸이 악화되는 사람은 오토파지가 부정적으로 작용하는 것이다. 체질은 제각각이다.

☑ 오토파지는 항상성과 관련해 긍정 또는 부정의 양면이 있다. 오토파지는 소포체를 통해 불필요한 성분을 분해하는 'Self-eating(자가포식)' 과정인 반면, 세포자살 Apoptosis은 외부 또는 내부 신호에 반응해 스스로를 파괴하는 'Self-killing(자가살해)' 메커니즘이다.

• 긍정적 작용: 세포 내 불필요하거나 손상된 성분을 분해·청소하여 세포 건강 유지

• 부정적 작용: 과도하게 활성화될 경우에는 세포사멸 유도

## ✔️ 팩트체크 Quiz

❶ 역동적인 생체균형이 시작되는 가장 중요한 조직은? — 시상하부

❷ 태아가 사는 양수의 염도는? — 0.90%

❸ 체내 수분과 전해질 균형을 맞추는 항상성 주 조절기관은? — 신장

❹ 혈액의 산소포화도를 맞추는 항상성 주 조절기관은? — 심장

❺ 인체의 항상성을 유지하는 가장 중요한 환경은? — pH, 산소, 위산, 항산화 해독 효소(능력, 시스템)

❻ 조절계의 4대 요소는? — 시상하부, 자율신경, 호르몬, 신경전달물질

❼ 보통의 호르몬은 세포막에 수용체가 있지만 핵에 수용체가 있는 호르몬 2가지는? — 갑상샘 호르몬, 코르티코이드 호르몬(스테로이드)

❽ ○○○○와 □□□□은 세포의 항상성 유지 및 정상적인 작용에 매우 중요하며, 문제가 생기면 여러 질병으로 발전한다. 두 과정은 다른 경로를 거치지만, 둘의 관계는 매우 긴밀하게 연결되어 있다. — 오토파지/세포자살

#  09 아답토젠 영양소

> ## 🔍 배경지식      Key point

- ☑ 아답토젠(초유전자)은 몸이 스트레스와 변화에 적응할 수 있도록 돕는 물질로, 미토콘드리아와 핵의 유전자 발현(up-down)을 조절하여 세포와 유전자의 기능을 조절하고 항상성을 유지하게 한다.

- ☑ 역경유전자를 가진 시아플렉스가 여기에 속하며, 유전자 수준에서 면역과 대사 기능을 최적화한다.

- ☑ 시아플렉스는 NF-κB의 항진 또는 부족을 정상적으로 회복시키는 기능을 통해 면역조절 작용을 한다. 이 사실은 광범위 아답토젠으로서의 활용성을 충분히 보여준다.

- ☑ 메틸레이션 아답토젠은 DNA 유전자의 메틸레이션을 정상적으로 유지하여 암과 염증을 예방하는 아답토젠을 말한다. 이 작용을 하는 아답토젠 영양소로는 시아플렉스, 카로플렉스, 커큐플렉스가 있다.

- ☑ AFNC와 AANC는 스트레스 상황에서 항상성을 유지할 수 있는 영양소이다.

- ☑ **특히, AANC는 해독과 항산화 시스템을 정상화하고 이상 발현된 염증유전자를**

**조절하는 초유전자로 작용**한다.

- ☑ 흥분한 조절계를 하향 조절할 때는 유파플렉스(진정), 주바플렉스(가바 수용체), 마칼플렉스(염소 이온), 리코플렉스(스테로이드 분해 억제로 면역반응 억제), 화평원(흥분된 면역계 하향 조절) 등이 활용될 수 있다.

- ☑ 아답토젠으로 불리기 위해서는 특정 질병에만 작용하는 것이 아니라, 물리적, 화학적, 생물학적 등 다양한 스트레스 요인에 대해 신체의 비특이적 저항력을 높여야 한다. 또한, 신체 기능을 정상화하는 작용을 하되, 정상적인 신체 기능에는 영향을 주지 않아야 한다. 시아플렉스는 이러한 아답토젠의 정의에 부합하며, 과도한 면역은 낮추고 부족한 면역은 높이는 양방향 조절 능력을 가진다.

## ✔ 팩트체크                                                    Quiz

❶ 조절계를 조절하여 항상성을 유지하는 대표적인 셀메드 영양소는?

시아플렉스

❷ 아답토젠은 세포와 유전자의 기능을 조절하여 항상성을 유지하고, 스트레스와 환경 변화에 대한 적응을 돕는 물질이다. O, X?

O

❸ 시아플렉스는 NF-κB의 항진만 억제하는 단일 기능을 가지고 있으며, 부족한 경우에는 작용하지 않는다. O, X?

X

❹ ○○○○○ 아답토젠은 DNA 유전자의 메틸레이션을 정상적으로 유지하여 암과 염증을 예방하는 아답토젠을 말한다.

메틸레이션

❺ 흥분한 조절계를 하향 조절하는 영양소는?

유파플렉스, 주바플렉스, 마칼플렉스, 리코플렉스, 화평원 등

❻ 아답토젠은 주로 어떤 두 세포 구조의 기능 조절을 통해 작용하는가?

미토콘드리아, 핵

❼ AANC가 정상화하는 2가지 주요 시스템은?

해독, 항산화 시스템

# 10 한방 이론

## 🔍 배경지식     Key point

☑ 한의학에서는 음식의 성질과 부위에 따라 음양이 달라진다. 밀은 원래 성질이 찬데, 밀가루로 만들면 성질이 따뜻해진다. 밀은 껍질이 서늘한 성질인데 가루로 만들면서 껍질이 벗겨져 나가기 때문이다. 오래 묵으면 색이 어두워지면서 독(글루텐)이 생겨 가슴을 답답하게 한다.

☑ 껍질은 음이고 알맹이는 양이다. 메밀도 찬 음식으로 알려져 있지만 실제 성질은 반대이다. 감맥대조에 사용하는 소맥(밀가루의 겨, 즉 껍질)은 공격적 히스테리를 가라앉히는 역할을 한다. (가바, 감마오리자놀 풍부)

☑ 모든 음식물은 크게 5가지의 성질(열, 온, 평, 량, 한)로 분류된다.

☑ **만성질환의 교정에 처방하는 음식은 온성, 평성, 량성이 주로 사용**되며, 대증요법 원인보다는 증상을 가라앉히는 목적으로 단기간 사용해야 한다.

☑ 환자의 증은 환자의 체력과 병의 모습에 따라 한, 열, 허, 실로 분류된다. 이것은 체질과 병태가 결합된 개념으로, 실한 사람은 열증(흥분적, 항진적, 염증적)으로 나타나고, 허한 사람은 한증(위축적, 쇠퇴적, 아토니atony)으로 나타난다.

- ☑ 추위나 한사가 체표면과 호흡기 점막을 손상시키면, 과립구 증가와 활성산소 [ROS] 발생으로 전신이 염증화된다. 이는 상한론과 연결된다.

- ☑ 어혈이란 혈전이나 정체된 혈액을 의미한다. 어혈이 오래되면 통증, 부종, 조직 기능 저하를 유발한다. 활혈은 혈액순환을 개선하고 혈전 억제 및 통증 완화 작용을 한다.

- ☑ 한의학의 '어혈'은 현대 의학의 미세순환 장애, 혈전 형성, 그리고 만성염증 상태와 유사하다. 혈액 내 활성산소와 염증 물질이 증가하면 혈액 점도가 높아지고 혈류가 정체되는데, 이는 세포에 산소와 영양 공급을 차단하여 통증과 조직 괴사를 유발한다. 따라서 활혈거어[活血祛瘀] 약재는 항산화 및 항염 작용을 통해 혈관 내피세포를 보호하는 역할을 한다.

## ✪ 팩트체크        Quiz

**❶** 감맥대조에 사용하는 소맥은 공격적 히스테리를 가라앉히는 역할을 한다. O, X?     O

**❷** 활혈 작용은 혈액순환을 개선하고 혈전 억제 및 통증 완화에 도움을 준다. O, X?     O

**❸** 실한 사람에게 나타나는 증상 유형은 ○○이고, 허한 사람에게 나타나는 증상 유형은 △△이다.     열증/한증

**❹** 음식의 껍질과 알맹이의 음양 구분에서 껍질은 ○의 성질, 알맹이는 △의 성질이다.     음/양

**❺** 어혈이 오래되면 유발되는 증상 3가지는?     통증, 부종, 조직기능 저하

**❻** 만성질환 교정에 사용하는 음식의 성질 3가지는?     온성, 평성, 량성

**❼** 추위나 한사가 체표면과 호흡기 점막을 손상시키면 발생하는 면역학적 현상 2가지는 무엇인가?     과립구 증가, ROS 발생

**❽** 만성질환 교정에 사용되는 온성 음식은 증상을 단기적으로 완화하는 목적으로 사용된다. O, X?     O

# 음허화동 陰虛火動

---

## 🔍 배경지식                                Key point

☑ **음허화동증**은 음이 부족하여 허열이 위로 치솟는 상태를 말한다. 현대인에게 흔히 나타나는 체질이 음허화동증이며, **열이 있으면서도 땀을 흘리고, 면역은 허약하게 저하된 상태**가 많다.

☑ 음허화동증의 대표적인 증상은 도한(심신이 쇠약하여 잠자는 사이에 저절로 나는 식은땀)과 두한(식사할 때 머리에 땀이 과도하게 나는 것)이다. 이는 폐 또는 코가 열을 제대로 발산하지 못해 열이 피부 발산으로 전환되면서 나타나는 현상이다. 이러한 경우에는 **마름증과 염증을 개선하면 대부분 호전**된다.

☑ 마름은 염증이다. 세포막 손상이 염증을 유발하고, 그 결과 염증세포가 나타난다. 입안이 마르면 구내염이 생긴다. 마르지 않도록 수분과 다당체를 매일 공급해야 한다.

☑ 산약을 음허에 보음약으로 사용하는 이유는 그 안의 다당체와 뮤신 때문이다.

☑ 마름증 탈수에는 '시아플렉스+아쿠아 3종+스템플렉스+콜라플렉스+가스트론'을 사용하며, 보조적으로 '비바이뮨, 베타플렉스, 안젤란'도 추천한다.

☑ 음허화동증에서 비염이 자주 관찰된다. 이는 점막이 건조해지면서 마름증이 염증으로 전환되고 이로 인해 조직이 부어오르면서 열이 호흡기 발산으로 빠져나가지 못하고 땀으로 전환되기 때문이다. 이때는 수분 보충, 보습, 점도 유지가 중요하므로 아쿠아 SAC와 콜라플렉스를 추천한다. 일반 물은 130Hz, 장수촌에서 마시는 물은 80Hz, **아쿠아 SAC는 48Hz**로 만들어줘 **체내 흡수와 활용이 더 효과적**이다.

☑ 시아플렉스 엑스는 음허화동 개선에 특화된 기전을 가진다.

- 활성산소종과 반응하여 수분을 생성
- 알긴산이 ECM에서 작용해 보습을 개선
- 세포손상을 완화하여 염증을 개선

☑ 건강한 상태는 차가운 기운(신장의 수기)은 위로 올라가 머리를 식히고, 뜨거운 기운(심장의 화기)은 아래로 내려가 복부를 따뜻하게 하는 '수승화강' 상태이다. 음허화동은 이 균형이 깨져 허열이 위로 뜬 상태로, 자율신경계에서는 교감신경 항진과 부교감신경 저하 상태와 일치한다. 이를 교정하기 위해서는 부신 기능을 회복하고 세포 내 수분을 유지하는 영양요법이 필요하다.

## ✔ 팩트체크　　　　　　　　　　　　　　　　　Quiz

❶ 열나고 땀나고 힘은 없고 활력이 저하되는 현상은? | 음허화동

❷ 마름증을 개선하려고 할 때 가장 중요한 2가지 물질은? | 다당체, 수분

❸ 수돗물은 잘 흡수되지 않는다. 그 이유는? | 입자가 130Hz로 크기 때문

❹ 말초저항열은 혈관 탄력성이 저하되어 발생한다. 이때 대표적인 셀메드 영양소 2가지는? | 콜라플렉스, 시아플렉스

❺ 음허화동과 갱년기 증상이 있을 때 '아쿠아 퓨어+시아플렉스+콜라플렉스+화평원' 처방에 추가할 영양소 하나는? | 안젤란

❻ 다당체가 많이 들어있는 약재들은? | 당귀, 천궁, 숙지황, 황기, 작약 등

❼ 수분부족증의 원인은? | 다당체 부족, 흡수력 부족, 말초저항열

# 12 드럭머거 Drug Mugger

## 🔍 배경지식      Key point

- ☑ **드럭머거는 합성 약물이 체내 필수영양소를 고갈시키고 항상성을 깨뜨려 부작용과 만성질환을 유발하는 현상**을 말한다.

- ☑ 합성 약은 체내 영양소를 고갈시키는 드럭머거로 작용한다.

- ☑ 합성 물질에서 많은 부작용이 나타나는 이유는 **제노바이오틱스로 작용하여 활성산소를 유발**하기 때문이다.

- ☑ 사람마다 부작용의 정도가 다른 이유는 약물과 효소의 반응이 유전자에 따라 다르기 때문이다.

- ☑ 대증요법제를 장기간 복용하면 항상성 조절에 실패하여 체온이 저하된다.

- ☑ **저산소증, 혈류 차단, 면역력 차단(저하), 체온저하로 인한 만성염증의 원인**이 된다.

- ☑ 소염진통제는 증상을 억제하지만, 연골 생성을 막고 연골 파괴를 가속화한다. 또한 혈관을 수축시켜 고혈압과 저산소증(저체온증)을 유발한다.

- ☑ 소염진통제를 장기간 복용하면 혈관 수축, 저체온증, 고혈압, 만성염증, 저산소증, 종양을 유발한다.

## ✪ 팩트체크                                                    Quiz

❶ 위장약, 혈압약, 당뇨약, 고지혈약 등을 복용하는
환자에게 추천하는 셀메드 영양소는?
비바진 엑스

❷ 소염진통제는 증상을 억제하면서도 연골 생성과
혈관 기능에 영향을 주지 않아 안전하다. O, X?
X

❸ 약물의 부작용 정도는 사람마다 유전자와 효소 활
성 차이에 따라 다르게 나타난다. O, X?
O

❹ 소염진통제를 장기간 복용 시 억제되는 조직은 무
엇인가?
연골

❺ 대증요법제는 ○○의 □□를 앗아가고 △△△을
박탈하여 ◇◇을 초래한다.
세포/생기/역동성/단명

❻ 합성 약물이 부작용을 많이 나타내는 이유는?
제노바이오틱스로 작용
하여 활성산소를 유발하
기 때문

❼ 드럭머거 현상이 반복되면 체내 항상성 조절에 어
떤 변화가 나타나는가?
항상성 붕괴

#  13 면역체계 붕괴


## 🔍 배경지식　　　　　　　　　　　　　　Key point

☑ 대증요법제와 일부 합성 약물은 장기적으로 혈류와 면역력을 차단하여 저산소 증과 만성염증, 면역 저하를 유발할 수 있다. 일부 약은 염증유전자를 증가시킬 수 있고, 장기간 사용 시 체내 면역 균형이 깨질 수 있다.

☑ 반대로, 셀메드 영양소는 장수 유전자(텔로머레이즈, 텔로미어 유전자) 발현을 증가시키는 것으로 알려져 있으며, 이는 세포 노화와 재생 기능에 관여한다.

☑ **모든 생명 현상에는 효소가 필요하고, 효소는 유전자 발현과 후성유전적 조절에 의해 만들어진다.** 효소는 조직의 재생, 성장, 분열, 대사 등 모든 생명 활동을 가능하게 한다. 후성유전자는 환경, 식이, 생활습관에 따라 좋은 세포 또는 나쁜 세포를 형성하도록 영향을 미친다.

☑ 인체는 태아 시기에 하나의 세포에서 출발하여 뇌, 혈관, 심장, 간, 피부, 폐, 장 등 다양한 조직으로 효소를 통해 분화하며, MELK 유전자는 세포분열과 성장에 중요한 역할을 한다. BRD-4는 히스톤 아세틸화를 조절하는 후성유전자로 암세포 성장과 관련이 있으며, MELK 또한 암 줄기세포에서 활성화된다.

☑ 스트레스와 독소는 염증세포를 유발하고, 림프구는 염증세포를 제거하기 위해서 염증반응을 촉진한 후 대식세포로 제거한다. 그러나 **장기적인 소염진통제 사용은 염증세포의 제거 과정에 영향을 주어 만성염증을 유발**할 수 있다. 또한, 소염진통제는 연골 생성 억제, 혈관 수축, 저체온증, 저산소증 등 조직 손상과 면역 저하에 영향을 끼칠 수 있다.

☑ 현대 의학에서는 NK세포, T세포 등 내부 면역세포의 과활성을 자가면역질환의 원인으로 보고, 이들이 분비하는 사이토카인인 TNF-α를 억제하는 면역억제제를 개발했다. 대표적인 약물이 아달리무맙(휴미라)과 에타너셉트(엔브렐)이다. 아달리무맙은 TNF-α를 직접 공격하여 무력화하고, 에타너셉트는 수용체를 공격하여 무력화한다. 이들 약물을 장기 복용할 때 가장 큰 부작용은 감염과 종양 발생 위험 증가이다.

☑ 드물게, 코로나 백신 접종 후 응고와 출혈이 동시에 발생하는 치명적인 부작용이 보고되기도 한다. 이는 사이토카인 폭풍의 일종인 파종혈관내응고[DIC]로 나타나며, 세포막과 항산화·해독 시스템의 기능이 약하고, 콜라겐, 칼슘, 비타민K가 부족한 경우에 위험할 수 있다.

## ✔️ 팩트체크          Quiz

| | |
|---|---|
| ❶ TNF-α 억제제의 장기간 사용은 중증 감염 위험을 증가시키며 악성종양의 발생 위험도 일부 증가시킬 수 있다. O, X? | O |
| ❷ 백신 접종 후 발생하는 파종혈관내응고(DIC) 또는 면역매개성 혈소판감소성 혈전증은 흔한 합병증이다. O, X? | X |
| ❸ 항산화 시스템이 약해져 ROS가 증가하면 NOS(산화질소 합성효소) 활성이 억제되고 NO(산화질소) 생성이 줄어드는데, 이때 ROS 제거의 '일차적' 세포 내 효소는? | SOD(슈퍼옥사이드 디스뮤타아제) |
| ❹ 만성 스트레스가 지속되면 면역세포 비율 변화가 나타난다. '림프구 비중 감소, 과립구(중성구) 우세' 상태를 간단히 나타내는 임상 지표(또는 비율)는? | NLR(Neutrophil-to-Lymphocyte Ratio) 중성구·림프구 비율 |

# OCNT 할 때 주의해야 하는 의약품들

---

## 🔍 배경지식     Key point

- ☑ 세계 최초의 합성 약은 아스피린이다. 아스피린을 비롯한 소염진통제는 COX(사이클로옥시게나아제) 효소를 억제한다.

- ☑ COX-1은 위벽 보호 및 혈소판 응집 작용을 돕는 효소이고, COX-2는 통증, 발열, 부종, 뼈 형성 작용을 돕는 효소이다.

- ☑ COX-2 선택적 억제제의 부작용으로 심혈관 질환이 나타난 이유는 트롬복산이 증가되면서 혈전을 유발했기 때문이다.

- ☑ 스테로이드는 PGE2 합성 억제를 통해 염증을 줄이지만, 동시에 면역 불활성화라는 부작용을 일으킨다.

- ☑ 세티리진과 같은 항히스타민제는 장기 복용 시 면역력 저하로 인한 암이 발생할 수 있다.

- ☑ 항당뇨제인 메트포르민은 항암제로도 활용되지만, 정상세포에서 오토파지를 과도하게 유발할 수 있고, 심한 경우에는 세포괴사로 이어질 수 있다.

- ☑ 혈전억제제(항혈전제)를 복용하는 경우에는 출혈 위험(울혈성, 뇌출혈, 동맥류 파열 등)

을 반드시 고려해야 한다. 따라서 **항혈전제는 단기간 복용해야 하며, 장기 복용할 때는 비타민K, 콜라겐, 칼슘을 병용해야 한다.**

☑ 스타틴은 콜레스테롤 합성효소를 억제하여 혈중 콜레스테롤을 낮추는 약물이다. 스타틴의 부작용이 전신적으로 나타나는 이유는 스타틴에 반응하는 효소가 전신에 존재하기 때문이며, 약물 다효소 반응으로 부작용이 초래될 수 있다.

☑ 스타틴 복용 후 위장 장애가 오는 이유는 위장 평활근이 약해지고 담즙이 감소하기 때문이다.

☑ 스타틴, PPI는 크레아티닌 수치를 2배 이상 증가시킨다. 그리고 GFR 수치도 30% 이상 감소시킨다.

☑ **스타틴을 복용할 경우 반드시 디베롤을 병용해야 한다. 그 이유는 비타민D와 노유파(콜레스테롤 생성)를 공급하기 때문**이다. 우리 몸에서 콜레스테롤은 비타민D나 성호르몬으로 활용되는 중요한 성분이다.

☑ 혈압강하제를 먹으면 혈류가 약해져 추위를 많이 타게 된다. 스타틴을 먹으면 근육 생성이 되지 않아 근육이 약해지면서 전신 근육통이 발생한다. 혈압강하제는 혈압과 체온을 동시에 내린다. 그러나 시아플렉스는 혈압은 내리지만 체온을 정상적으로 회복시킨다. 그 이유는 혈압강하제는 심장박동을 억제하지만 시아플렉스는 혈관 탄력성을 강화하기 때문이다.

☑ 두통의 대부분은 혈관성 두통이다. 긴장성 두통도 목 근육의 경직과 더불어 혈관 확장이 동반된다. 긴장성 두통일 경우 마칼플렉스과 주바플렉스를 보조적으로 추천할 수 있다.

## ✅ 팩트체크 Quiz

❶ 혈전억제제를 복용하는 경우 가장 위험한 영양소 2가지는? — EPA, DHA

❷ 방광암 치료를 받은 후 코로나 중화항체가 생기고 전체 림프구 수치가 상승되었다. 어떤 항암제를 사용했을까? — BCG

❸ BCG 면역항암요법의 심각한 부작용 중 하나는? — 결핵

❹ 두통의 발병기전은 뇌혈관의 반동성 이완이다. 이럴 때 추천하는 대표적인 셀메드 제품 2가지는? — 시아플렉스, 비바써큐

❺ OCNT 할 때 중지해야 하는 대표적인 약 3가지는? — PPI, 스타틴, 항혈전제

❻ 퇴출된 COX-2 선택적 억제제의 상품명은? — 바이옥스(로페콕시브)

❼ 처방약 중 골다공증을 유발하는 대표적인 약 4가지는? — 스타틴, PPI, 진통제, 스테로이드

❽ 스타틴을 복용할 때 골다공증이 생기고 성기능이 저하되는 이유는? — 콜레스테롤 생합성 억제, 비타민D의 원료 부족, 성호르몬 생성 부족

#  OCNT에 방해되는 식품, 우유

> ## 🔍 배경지식      Key point

☑ 우유는 단백질과 칼슘이 풍부하지만, 만성질환 OCNT에서는 방해가 되는 식품이므로 반드시 배제한다.

☑ 우유에는 식이 항원, 여성호르몬, IGF-1이 포함되어 있어 알레르기 반응, 소화장애, 호르몬 불균형을 일으키며 만성염증을 악화시킬 수 있다. 실제로 중이염, 부비동염, 천식, 위궤양, 섬유근육통, 다발성 경화증, 자가면역질환 등의 연관성이 보고되었다.

☑ 젖소는 우유를 대량 생산하기 위해 지속적인 여성호르몬을 주사 받는 경우가 많아 우유 속에 유사 에스트로겐이 포함된다. 이는 여성에게는 에스트로겐 우세증을 유발해 자궁근종, 자궁내막증, 생리불순, 유방암, 갑상샘 질환을 악화시킬 수 있다. 특히, 자궁근종, 자궁내막증 환자는 에스트로겐 수치를 낮춰야 하므로 우유를 완전히 배제하는 것이 좋다.

☑ 소는 옥수수 사료를 먹은 소와 풀을 먹은 소로 분류된다. 이 중 구제역에 걸리지 않는 소는 풀을 먹은 소다. 오메가3와 오메가6 비율이 1:1인 풀을 먹은 소는

PGE3 활성으로 면역력을 향상시킬 수 있지만, 사료용 옥수수는 100% GMO로 오메가6 비율이 높아 PGE2가 활성화되어 염증이 발생하고 면역력을 약화시킬 수 있다. 또한, GMO 옥수수 사료로 세포 속 유전자가 변형되면 정상적인 효소·호르몬 생산에 차질이 생긴다.

☑ 우유는 변성 성장호르몬으로 각종 암을 유발한다. 남성에게는 여성화 현상, 청소년에게는 성조숙증의 위험을 높일 수 있다. 우유를 통한 비정상적인 성장은 우유 속 환경호르몬과 성장호르몬의 영향 때문으로, 갑작스러운 성장은 골수 부전으로 이어질 수 있다. 이런 경우에는 질 좋은 미네랄, 콜라겐, 유황 등이 도움이 된다.

☑ 우유의 단백질은 체액 산성화, 칼슘 유실 유발, 골다공증, 혈관 석회화, 결석 등으로 이어질 수 있다. 특히, '액체 고기'라 불릴 만큼 우유를 통해 단백질이 과잉 공급되거나 혈중 인의 농도가 높아지면 체액을 알칼리로 중화시키고 균형을 맞추기 위해 뼈에서 칼슘이 빠져나가 골조직이 약화된다. 너무 많은 칼슘이 유리되면 골은 부실해지고(골다공증), 쓰고 남은 유리 칼슘은 배설되지 못하고 혈관 석회화, 결석, 담석, 간 섬유화, 폐 섬유화의 원인이 된다.

☑ 유럽 사람들은 오래전부터 낙농 문화를 통해 성인기에도 우유 속 유당을 분해할 수 있는 효소를 유지해 왔다. 반면 동아시아인들은 유당 분해 효소가 성인기 이후 감소하는 경우가 많아 우유를 소화하기 어려운 경우가 흔하다. 분해되지 못한 유당은 장내에서 발효되어 가스와 설사를 일으키고 장내 균형을 무너뜨려 칸디다균 증식을 촉진한다.

☑ 우유 속 카제인 단백질이 불완전 소화되면 장벽에 손상을 주어 장 누수 Leaky Gut 를 일으키고, 면역계를 과도하게 자극하여 자가면역질환의 주요 항원으로 OCNT 환자의 만성염증과 면역 불균형을 악화시킨다. 따라서 OCNT 관리에서는 우유 및 우유가 포함된 가공식품(빵, 과자 등)의 섭취를 반드시 배제하는 것이 중요하다.

## ✅ 팩트체크     Quiz

❶ 카제인 단백질이 불완전 소화되면 장벽 손상을 유발하고 면역계를 과도하게 자극하여 만성염증을 악화시킬 수 있다. O, X?

→ O

❷ 대량 생산을 위해 호르몬 주사를 지속적으로 맞은 젖소의 우유를 마시게 되면 ○○○○○ ○○○을 유발해 자궁근종, 자궁내막증, 생리불순, 유방암 등이 악화될 수 있다.

→ 에스트로겐 우세증

❸ 우유 속 단백질 과잉 섭취가 체액 산성화와 칼슘 유실로 이어질 때, 결과적으로 발생할 수 있는 질환 2가지는?

→ 골다공증, 혈관 석회화

❹ 우유 속 카제인이 불완전 소화될 경우 장에 발생하는 문제는?

→ 장 누수(Leaky Gut)

❺ 풀을 먹은 소에서 생산된 우유는 오메가3와 오메가6 비율이 1:1로 PGE2를 활성화시켜 염증을 유발한다. O, X?

→ X (PGE3 활성 → 면역력 향상, 염증 억제)

#  16 OCNT에 방해되는 합성 성분



☑ **천연 비타민은 자연에서 만들어진 것**이고, 합성 비타민은 사람이 화학적으로 합성한 것이다.

☑ 합성한 물질은 자연물과 달리 입자성을 갖지만 생체신호전달에 중요한 파동성은 거의 없다. 따라서 합성 물질은 세포 간 신호를 전달하는 역할의 시그널 펩타이드가 될 수 없다.

☑ 대부분의 합성 의약품은 식물의 알칼로이드 성분을 모방하거나 변형해 만들어진다. 이로 인해 약성과 독성이 모두 강하며, 대개 대증요법제로 쓰인다.

☑ 엽산(폴산)은 비타민B군의 일종으로, 비타민B$_9$, 비타민M이라고도 불린다. 태아의 신경과 혈관 발달에 중요하기 때문에 임신 전·초기인 임산부에게 보충을 권장한다.

☑ 합성 비타민은 인체 내에서 제노바이오틱스(외래 물질)로 인식되어 일중항산소 발생이 증가해 염증과 종양 촉진을 유발할 수 있다. 특히 합성 엽산은 특정 상황에서 종양 억제에 기여할 수도 있지만, 반대로 종양 발생 위험을 높일 수도 있다.

- ☑ 암억제유전자인 p53 같은 유전자의 기능이 억제되면 합성 비타민이 발암 촉진 요인<sub>카시노겐, Carcinogen</sub>으로 작용할 수 있다.

- ☑ 트랜스지방산은 자연 상태에서는 거의 존재하지 않고, 주로 산업적 가공 과정(부분 경화, 고온처리)에 의해 발생한다. 이는 심혈관계 질환, 염증, 대사질환의 주요 원인이 된다. 즉, 합성 성분은 자연계의 조화로운 대사 과정과 달리, 인체 내에서 불균형과 독성 반응을 일으킬 가능성이 높다.

- ☑ 합성 물질의 한계는 광학 이성질체 문제에서 나타난다. 많은 천연 분자는 거울상 이성질체(L-형과 D-형) 중 특정 형태(주로 L-형 아미노산, D-형 당)만 생체에서 이용된다. 반면, 화학적으로 합성된 물질은 L-형과 D-형이 섞여 있는 라세미체인 경우가 많다. 이때 인체는 필요한 형태만 선택적으로 흡수하고 나머지는 이물질로 인식해 배출하거나, 배출하지 못하면 엉뚱한 수용체에 결합해 예상치 못한 부작용을 일으킬 수 있다.

## ✔ 팩트체크                                                        Quiz

❶ 합성 비타민이 인체 내에서 인식되는 외래 물질 용어는?

제노바이오틱스

❷ DNA 손상을 복구하고, 복구가 불가능하면 세포사멸을 유도하는 암억제유전자는?

p53

❸ 합성 엽산은 암억제유전자에 메틸레이션하여 암을 유발할 수 있다. O, X?

O

❹ 합성 비타민이 세포 간 신호전달 역할을 수행하기 어려운 이유는?

파동성이 거의 없어서 시그널 펩타이드 역할을 할 수 없기 때문

❺ 대부분의 합성 의약품은 어떤 성분을 모방하거나 변형하여 만들어지는가?

식물 알칼로이드 성분

❻ 합성 의약품은 대체로 약성은 약하지만 독성은 낮다. O, X?

X (약성과 독성 모두 강함)

❼ 트랜스지방산이 인체에 미치는 주요 영향은?

심혈관계 질환, 염증, 대사질환 유발

# OCNT에 방해되는 합성 비타민C

🔍 **배경지식** — Key point

☑ 천연 비타민C는 아스코르빈산이 단독이 아닌 아스코르비겐 복합체 형태로 존재한다. 아스코르비겐은 플라보노이드, 인돌, 유황 등과 함께 작용해 항산화·항염 효과를 높인다.

☑ 과일에서 신맛이 나는 이유는 비타민C가 아니라 대부분 구연산 때문이다. 비타민C는 식물체가 햇빛을 받고 합성해내는 유기화합물이다. 실제로 귤과 레몬의 하얀 속껍질에는 과육보다 10배 이상 비타민C 복합체가 풍부하다.

☑ 합성 비타민C는 옥수수(주로 GMO)나 석유계(콜타르) 원료로 합성된다. 옥수수 자체에는 비타민C가 전혀 없지만 가격이 저렴해 합성 원료로 사용된다. 합성 비타민C는 단일 화합물(아스코르빈산) 형태이며, 자연에서처럼 다른 보조 성분(플라보노이드, 유황 등)과 함께 존재하지 않는다. 따라서 인체는 합성 비타민C를 제노바이오틱스(외래 물질)로 인식한다.

☑ 옥수수로 만든 비타민C는 천연이라고 할 수 없다. 천연이란 자연이 만든 영양소를 말한다. 원료를 천연으로 사용했더라도 인공적으로 만든 것은 합성이다.

☑ 옥수수로 만든 비타민C의 3가지 문제점

- 천연 비타민C로 잘못 알려져 있다.
- 오메가6가 가장 많다.
- GMO(유전자 변형)가 대부분이다.

☑ **합성 비타민은 제노바이오틱스로 작용하여 활성산소를 유발하고 동맥경화와 결석을 촉진한다.** 활성산소는 염증과 종양을 유발하는 독소다.

☑ 합성 비타민C는 시험관 실험에서는 항산화 효과가 관찰되지만, 동물 및 인체 환경에서는 오히려 활성산소[ROS]를 증가시켜 ox-LDL, 동맥경화, 염증을 유발할 수 있다. 활성산소가 증가하면 만성염증과 종양 발생 가능성이 높아진다.

☑ 천연 비타민C는 옥살산 칼슘의 생성을 억제하지만, 합성 비타민C는 고용량 섭취 시(1일 1,000mg 이상)에는 옥살산 칼슘이 결석 위험을 높이고, 1일 20mg 이상에서는 동맥경화, 50mg 이상에서는 ox-LDL이 생성되어 동맥경화가 발생한다.

☑ 합성 비타민C 고용량 주사요법은 암세포에 과산화수소를 유발해 일시적인 종양 축소 효과가 나타날 수 있다. 그러나 암 줄기세포는 카탈라아제가 부족하지 않아 살아남고, 정상세포에서는 오히려 염증·저산소증을 유발하여 장기적으로는 암 진행을 촉진할 수 있다.

☑ **비타민C의 핵심 역할 중 하나는 콜라겐 합성이다.** 하지만 콜라겐 합성에 필요한 보조인자인 비타민C2(실제로는 다양한 플라보노이드와 보조인자)가 부족하기 때문에 합성 비타민C 단독으로는 효과가 제한적이다. 따라서 **천연 비타민C 복합체가 합성 비타민C보다 효율적이다.**

## 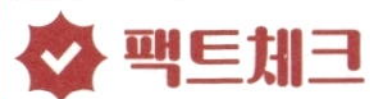 팩트체크     Quiz

**❶** 합성 비타민C를 과다 섭취하면 발생할 수 있는 대표적인 질환 2가지는? | 동맥경화, 결석

**❷** 콜라겐 합성에 필요한 핵심 비타민은? | 비타민C

**❸** 합성 비타민C의 주원료 2가지는? | GMO 옥수수, 석유계(콜타르)

**❹** 천연 비타민C는 아스코르빈산 단독 형태로 존재한다. O, X? | X (아스코르비겐 복합체 형태로 존재)

**❺** 옥수수로 만든 비타민C는 천연 비타민C라고 할 수 있다. O, X? | X (합성 원료로 만든 것이므로 천연이 아님)

**❻** 합성 비타민C가 체내에서 외래 물질로 인식될 때 증가할 수 있는 반응은? | 일중항산소 발생 증가

**❼** 합성 비타민C와 천연 비타민C 중 흡수와 체내 이용률이 더 안정적인 것은? | 천연 비타민C

**❽** 합성 비타민C는 천연 비타민C와 구조가 동일하므로 체내 작용도 완전히 같다. O, X? | X (화학 구조는 같아도 생체신호전달과 세포 활용성 차이 존재)

# 18 OCNT에 방해되는 아질산염



---

**🔍 배경지식**　　　　　　　　　Key point

- ☑ **아질산염**은 대표적인 발색제로, 햄·소시지·베이컨 같은 가공육에 붉은색을 유지하고 부패를 억제하기 위해 첨가된다. 하지만 **체내에서 발암물질인 니트로소아민으로 변할 수 있어 주의가 필요**하다.

- ☑ **발효 또는 하이폭시아에서 비독성 질산염은 독성물질인 아질산염으로 전환**된다.

- ☑ 발효는 구강 발효, 장 발효, 탱크 발효 3가지로 분류된다. 미생물에 의해서 일어나는 분해를 발효라고 한다. 위에서 아질산 발효가 일어나면 위암에 걸리고, 대장에서 아질산 발효가 일어나면 대장암, 간에서는 간암, 담도에서는 담도암, 췌장에서는 췌장암이 발생하게 된다. 아질산은 공격성이 강한 활성산소로 보면 된다.

- ☑ 세계보건기구 <sup>WHO</sup> 산하 국제암연구소 <sup>IARC</sup>는 가공육을 1군 발암물질로 분류했는데, 그 이유 중 하나가 아질산염 때문이다. 특히 고온에서 조리할 경우 아질산염이 단백질의 아민류와 반응해 니트로소아민이 생성될 가능성이 높아진다.

- ☑ 아질산염은 정상적인 생태계에서는 존재하지 않는 제노바이오틱스로서 질소화합물이 고열과 발효과정에서 나타난다. 결국 우리 몸에 산소가 부족할 때, 즉 조

직 등이 부패되어 썩어갈 때 제노바이오틱스인 아질산염이 생성된다.

- 질산염 → 아질산염 → 니트로소아민
- 단백질 → 암모니아 → 아질산염 → 니트로소아민

☑ 강력한 ROS인 아질산을 매일 섭취하면 청색증 또는 메트헤모글로빈혈증에 걸린다. 청색증은 혈액의 적절하지 않은 산소의 양으로 발생하는 피부의 푸른 변색이다. 청색증은 적색보다는 청색인 산소 결핍(탈산소화) 혈액이 피부를 통해 회전할 때 발생한다. 청색증은 혈액의 산소 수준을 낮추는 많은 유형의 심각한 폐나 심장 질환에 의해 야기될 수 있다. 메트헤모글로빈혈증도 청색증의 원인이 될 수 있다. 아질산은 폐, 심장, 혈관, 혈액을 전부 파괴하는 산화제이기 때문이다.

☑ 아질산염은 크게 산화제와 발암제로 작용한다. 아질산염은 자연계에서 극히 소량으로 존재해야 한다. **정상적인 생체반응에서는 극소량으로 존재하기 때문에 그 이상으로 많아지면 세포가 산화되거나 암화**된다. 활성산소와 동일한 개념으로 파악하면 된다.

☑ **아질산염의 가장 큰 부작용은 니트로소아민 형성으로 인한 암 유발과 헤모글로빈 산화로 인한 저산소증 유발**이다. 아질산염은 부작용으로 메트헤모글로빈에 의한 저산소증을 유발한다. 혈관을 확장시키기 때문에 급성 협심증 등 응급 상황에 일시적으로 사용되는 약물이다.

☑ 아질산염 4~6g의 적은 용량으로도 치사시킬 수 있는 강독성이며 암을 유발하는 2군 발암물질이다. 발효 또는 포집의 방법으로 농축한 고농도의 아질산염은 종양, 빈혈, 혈구 파괴, 제1형 당뇨병을 유발한다.

☑ 아질산염은 암 줄기세포와 암세포를 동시에 유발할 수 있는 치명적인 발암물질이다. 아질산은 저산소 상태를 유지하여 암 줄기세포를 생성시킨다. 아질산은 아민류와 결합하여 니트로소아민이 되어 유전자를 변이시켜 암세포를 생성한다. 아질산이 철과 결합하여 메트헤모글로빈이 되어 산소를 운반하지 못하게 함

으로써 저산소증이 유발된다.

☑ 아질산염을 고함량으로 생성하는 방법은 포도상구균이나 고초균으로 고질산염을 함유한 식물을 직접 발효시키는 것이다. 이 발효물은 독성이 매우 강한 아질산 발효물이다. 예를 들어, 마늘이나 콩을 고초균(바실러스균)으로 발효하면 암모니아가 발생하는데, 이때 암모니아는 박테리아에 의해서 아질산이온으로 전환된다.

☑ 고기나 우유를 많이 먹으면 소아당뇨병이 발생할 수 있다. 그 이유는 단백분해산물인 암모니아가 아질산염으로 전환되기 때문이다. 또한 고기를 많이 먹으면 소화되지 못하고 대장균에 의해서 부패되어 인돌, 스카돌, 암모니아, 아질산, 황화수소 등이 발생하여 대장암을 유발한다.

☑ 보디빌더들이 암에 잘 걸리는 이유는 과다한 단백질 섭취로 인한 아질산염과 니트로소아민의 과잉 생성과 IGF-1의 과다 섭취 때문이다. 단백질 과잉은 육식 과다, 대두단백질, 유청단백질 과다 섭취로 발생한다. 소고기는 단백질을 약 26% 함유하고 있으며, 200g을 먹으면 하루 섭취량에 해당한다. (60킬로 기준 단백질은 60g)

☑ 질산염 고함유 식물의 가장 큰 원인은 질소 비료이다. 질소 비료로 질소 고정과 탈질소화의 균형이 깨지면서 질소 과잉으로 인한 부작용이 나타나기 시작했다. 가장 대표적인 부작용은 아질산염에 의한 니트로소아민의 발생이다. 니트로소아민은 자연적으로 동물 또는 식물 내에서 생성되지는 않지만, 상업적으로 판매되는 채소에서는 비료 때문에 매우 많은 양이 검출되는 물질이다.

☑ 아질산염을 먹게 되면 위벽에 막힌 아민류와 반응하여 위암을 유발하고, 숙변의 아민류와 반응하여 대장암에 걸리게 하며, 회맹장에서 담즙과 같이 흡수되어 간암과 담낭암 및 췌장암을 유발한다. 회맹부에서 흡수된 아질산염과 니트로소아민은 간암, 담도암, 췌장암에 걸리게 하고, 심장을 거쳐 전신으로 뿌려져 전신에

서 암을 유발한다.

☑ 아질산염은 위산에 함유된 DMA와 반응하여 NDMA를 생성한다. 구운 고기를 먹지 않아도 위산에 자연적으로 존재하는 DMA와 아질산이 반응하면 NDMA가 된다. 질산염이 함유된 채소를 섭취하면 위에서 보통 질산염의 고작 1%가 아질산염으로 전환된다. 문제는 질산염이 아니라 아질산염이 DMA와 반응하는 것이다.

☑ 아질산염은 햄과 소시지 등 가공육에 한해서 보존료 및 발색제 용도로 사용되고 있다. 유럽식품위원회와 WHO는 아질산염의 일일 최대섭취허용량(ADI)을 0.006mg/kg으로 규정한다.

☑ 발효를 통해서 기농축된 아질산염은 협심증이나 급성 심근경색 등의 응급 상황 시에만 사용하고, 엄격하게 처방되어야 하는 응급 약이므로 만성질환에 사용해서는 안 된다.

☑ 증류주가 아닌 발효주를 먹고 머리가 아프거나 어지러운 이유는 아질산염 때문이다.

☑ 산화질소 대사체는 아질산염, 질산염이다. 산화질소를 인위적으로 만들게 하는 원료를 공급하는 것은 우리 인체의 고유 능력을 상실하게 한다. 인체가 원하는 산화질소 전구체는 아르기닌과 시트룰린 두 가지뿐이다.

## ✅ 팩트체크                                    Quiz

❶ WHO가 정한 아질산염의 하루 상한 섭취량은 50kg 기준으로 얼마일까?

3mg

❷ 상추 먹고 졸린 이유는?

아질산염 락투카리움

❸ 아질산염의 가장 중요한 섭취 경로는?

가공육, 녹색채소

❹ 라니티딘이 퇴출된 이유는 발암물질이 검출되었기 때문이다. 이 발암물질은 아질산염에서 유래한다. 라니티딘에 부형제로 아질산염을 첨가하는데 라니티딘과 반응하여 이것을 생성하게 된다. 이 발암물질은?

니트로소디메틸아민 (NDMA)

❺ 아질산염이 NDMA로 전환하는 것을 막는 강력한 셀메드 영양소는?

하트베리 블랙

❻ 아질산염의 하루 섭취량을 0.006mg 이하로 엄격하게 규제하는 이유는?

메트헤모글로빈혈증(청색증), 혈구 파괴, 암 유발, 제1형 당뇨병

❼ 아질산염이 일시적으로 혈관을 확장하기 때문에 사용되는 응급 상황은 무엇인가?

급성 협심증

# 19 활성형 식물영양소, 활성형 산화질소 전구체



☑ 세포교정영양요법에서 가장 중요한 영양소는 안토시아닌, 필수지방산, 뉴클레오티드, 비타민과 미네랄, 커큐민, 베타글루칸, 엔자임, 포스트신바이오틱스, MSM, 콜라겐 등이다. 이들 영양소는 **활성형 상태에서 면역세포를 활성화시키고 질병세포를 제거하는 신호전달물질로 작용**한다.

☑ 또한 혈액 내 독소를 제거하는 해독 효소나 혈관을 확장하는 효소, 호르몬을 만드는 유전자 등으로 작용하여 질병에 대한 자연치유력을 상승시킨다.

☑ 식물 성분은 저분자와 고분자로 나뉜다. 저분자에는 알칼로이드, 카로티노이드, 플라보노이드, 테르페노이드가 있다. 고분자는 단백질, 탄닌, 폴리사카라이드(다당체)이다.

☑ **다당체는 NK세포 활성물질, 플라보노이드는 해독·항산화 물질, 알칼로이드는 교감신경 활성화 물질, 테르페노이드는 부교감신경 활성화 물질, 카로티노이드는 점막상피 강화 물질, 단백질은 상사 이론 물질, 탄닌은 장내 유해균 억제 물질이다.**

☑ **활성형 영양소의 3대 조건은 나노복합체, 노유파, 나노파티클**이다. OCNT는 3N(나노복합체, 노유파, 나노파티클)으로 생체이용률을 만족해야 한다. 나노복합체는 분해를 억제하는 것이고, 나노파티클은 흡수를 촉진하는 것이다.

☑ 표준화 기술이란 제품 성분의 함량이 제품마다 균일하게 함유되는 기술이고, 활성형이란 생체이용률이 높은 형태의 물질을 말한다.

☑ **산화질소 전구체는 아르기닌, 시트룰린**이다. 활성형 산화질소 전구체는 아르기닌을 주원료로 하여 아르기닌 전구체인 시트룰린과 NOS 활성화 물질인 시트룰린, 안토시아닌, 비타민, 미네랄을 포함한다.

☑ 셀메드 산야초의 경우 질산염이 거의 없고 자연균으로 발효하기 때문에 아질산염이 거의 생성되지 않는다.

☑ 대두의 경우 발효과정에서 다당체와 낫토키나제를 목표로 한다.

☑ 엔자플렉스의 주성분인 대두 발효물과 산야초 발효물의 아질산은 제로(0)이다. 대두 발효물과 산야초 발효물의 아질산 함량이 제로인 이유는 ① 대두발효물의 경우 암모니아를 완전하게 제거했기 때문이고, ② 산야초 발효물의 경우에는 야생으로 질산염이 없기 때문이다.

## ✅ 팩트체크      Quiz

❶ 산화질소 전구체로 사용되는 아미노산 2가지는?     아르기닌, 시트룰린

❷ 비타민 또는 식물성 화합물 중 하나로, NOS 활성화 및 항산화 작용을 동시에 하는 대표 성분은?     안토시아닌

❸ 플라보노이드는 고분자 다당체보다는 분자량이 적기 때문에 생체이용률 개선을 위해 나노복합체 또는 나노파티클 형태로 사용하는 것이 덜 중요하다. O, X?     X

❹ OCNT 활성형 영양소의 3대 조건은 나노복합체, 노유파, 나노파티클이다. 여기서 나노복합체는 ○○를 억제하는 것이고, 나노파티클은 △△를 촉진하는 것이다.     분해/흡수

❺ ○○○ 기술이란 제품 성분의 함량이 제품마다 균일하게 함유되는 기술을 말한다. △△△이란 생체이용률이 높은 형태의 물질을 말한다.     표준화/활성형

#  20 천연 비타민C


## 🔍 배경지식　　　　　　　　　　　　　　　Key point

☑ 천연이란 100% 자연의 힘으로 큰 동식물을 말한다. **베타글루칸의 활성이 큰 순서는 귀리 > 버섯 > 효모 순**이다. 면역력 시험을 하면 효모가 가장 활성이 낮은데, 그 이유는 100% 배양하기 때문이다. 버섯은 대부분 재배되기 때문에 활성이 저하된 상태가 많다. 다만, 야생 버섯은 활성이 높게 나타난다.

☑ 인간이 비타민C를 만들지 못하게 된 이유는 고도의 사고력을 갖게 되면서 다량의 포도당이 필요했기 때문이다. 원래 인간의 조상은 비타민C 합성 능력이 있었지만, 사고력이 발달하면서 비타민C의 원료가 되는 포도당이 부족해졌고 서서히 비타민C 합성 유전자가 사라지게 되었다. 그래서 인간은 비타민C를 외부에서 반드시 섭취해야 한다.

☑ 인디언구스베리, 아세로라, 비타민나무열매에는 비타민C가 다량 함유되어 있다.

☑ 천연 비타민C의 최적 예방 용량은 100mg이다.

☑ **자연계에서 비타민C는 항상 비타민$C_2$(바이오플라보노이드)와 같이 존재한다.** 아로니아의 주성분인 안토시아닌도 비타민$C_2$이자 바이오플라보노이드의 일종이다.

☑ 비타민C와 비타민$C_2$가 필수적인 활성형 영양소 두 가지는 콜라겐과 MSM이다. 비타민C를 섭취하지 않으면 콜라겐 합성이 원활히 이루어지지 않아 괴혈병이 생긴다.

☑ 천연 비타민C는 동맥경화를 개선하고, 산화된 비타민E를 환원시킨다.

☑ 천연 비타민은 흡수와 대사에 필요한 보조인자(미네랄, 효소 등)를 함께 가지고 있다. 반면, 정제된 합성 비타민은 단일 성분만 존재하므로 체내에서 대사될 때 몸속에 저장된 미네랄과 보조 효소를 끌어다 써야 한다. 이로 인해 합성 비타민을 장기 복용하면 오히려 체내의 다른 미네랄이 고갈되는 역설적인 현상이 발생할 수 있다.

## ✦ 팩트체크　　　　　　　　　　　　　　　Quiz

❶ 천연 비타민C가 풍부한 식품은 대부분 수용성 비타민C만 포함하며, 지용성 항산화 성분과는 전혀 상관이 없다. O, X?

X

❷ 인디언구스베리, 아세로라, 비타민나무열매처럼 비타민C가 매우 풍부한 열대 과일에서 공통적으로 많이 발견되는 폴리페놀 계열 성분은 무엇인가?

플라보노이드

❸ 비타민C는 콜라겐 합성에 직접적으로 관여하며, 부족할 경우 상처 치유 지연이나 잇몸 출혈 같은 증상이 나타날 수 있다. O, X?

O

❹ 비타민C가 면역세포에서 인터페론(IFN) 생성, T세포 기능, 항체 생산을 보조하는 작용은 무엇과 가장 직접적으로 관련이 있는가?

면역조절 기능

❺ 천연 비타민C에는 합성 비타민C와 달리 함께 존재하여 항산화 시너지 효과를 내는 보조 성분군이 있다. 이것은 무엇인가?

바이오플라보노이드

# 21 활성형 안토시아닌 C3G

## Q 배경지식      Key point

☑ **식물 성분은 대부분 인체에서 2시간 이내에 분해된다.** 일반 플라보노이드는 pH에 민감하여 혈액과 소장에서 쉽게 분해되므로, 대부분 수용체에 도달하지 못해 유전자 교정 효과를 기대하기 어렵다.

☑ 안토시아닌은 산성에서 안정적이고 알칼리, 중성에서는 불안정하다. 소장의 pH는 7.6의 약알칼리성으로 복용한 안토시아닌의 효과가 현저하게 저하되기 시작하며, 혈액으로 흡수가 되면 2시간 안에 분해된다. 그래서 혈중농도를 유지하여 효과를 보려면 반드시 활성형(활성형 플라보노이드, 활성형 카로티노이드 등)이어야 한다.

☑ **활성형 안토시아닌은 일반 안토시아닌보다 생체이용률이 12배 높다.** 활성형 안토시아닌 중에서 안토시아닌·후코이단 나노복합체는 유전자 교정 작용과 자연면역력 강화 작용의 이중표적 영양소이다.

☑ 안토시아닌 중 가장 활성이 뛰어난 안토시아닌은 시아니딘-3-글루코시드(C3G)이다. C3G는 아로니아의 대표적인 성분으로 항산화·해독 작용 및 세포신호전달분자로써 작용하며 NOS를 활성화한다.

☑ 하트베리는 위 조직에 가장 효과적이다.

☑ **시아플렉스는 소장과 혈액에서 손상되지 않는 활성형 플라보노이드로, 활성형 안토시아닌은 장과 혈액에서 효과가 12시간 지속되는 안정성을 보유하고 있다.**

☑ 시아플렉스는 안토시아닌과 음전하성 다당체를 이온·파이 결합시킨 나노복합체로, 이온·파이 결합은 세포막 수용체에서 분리되고 안토시아닌만 핵 수용체에 도달하여 후성유전자의 발현을 조절한다.

☑ 시아플렉스가 하트베리와 다른 점은 pH에 안정하다는 것인데, 나노복합체 기술로 안토시아닌의 취약점인 pH, 온도, 금속 이온 환경에서도 매우 강하다는 장점이 있다. 또한, 시아플렉스는 중금속을 킬레이션하여 소변으로 배출시키고, 세포와 혈액 ECM 간의 REDOX 준위를 정상화시키는 초강력 항산화·해독 효과를 제공한다. 시아플렉스에 적용된 나노복합체 기술은 DDS 기술 중 최고 수준으로 평가된다.

## ✔ 팩트체크                                                        Quiz

❶ 안토시아닌은 산성 환경에서는 붉은색, 중성에서
   는 자주색, 염기성에서는 청색을 띠는 pH 지시자
   역할을 한다. O, X?

O

❷ 안토시아닌은 항산화제로 작용할 뿐만 아니라, 암
   세포의 세포사멸을 유도하는 기전에도 관여한다.
   이때 핵심적으로 억제되는 효소 경로는 무엇인가?

COX-2 경로

❸ 활성형 안토시아닌은 산화질소 생성을 촉진해 혈
   관 확장과 혈류 개선에 기여한다. O, X?

O

❹ 안토시아닌의 대표적인 생리활성 기능 중 하나는
   NF-κB 경로 억제를 통해 어떤 생리 현상을 감소
   시키는 것인가?

염증반응

❺ 활성형 안토시아닌을 만들기 위해서는 체내에서
   분해되지 않고 흡수율을 높여야 한다. 이를 위한
   대표적 기술 3가지는?

나노복합체, 노유파,
나노파티클

# 다당체



> ## 🔍 배경지식     Key point

☑ Polysaccharide(다당체)는 최근 주목을 받는 식물영양소로서 주로 뿌리식물에서 많이 발견되는데, 제9의 비타민, 비타민$P_2$로 불리며 국소적 아답토젠 역할도 수행한다.

☑ 다당체의 가장 큰 두 가지 작용은 ① 인체에서 비특이적 면역강화 작용으로 원초적 면역을 담당하며, ② ECM을 형성하여 강력한 보습 작용으로 음허를 개선한다.

☑ **다당체의 면역 3대 효과는 NK세포 증강 작용, 면역분배 작용, 면역복합체 제거 작용이다. 고분자 다당류는 큰 면역세포인 NK와 대식세포를 맡고, 저분자 다당류는 작은 면역세포인 T세포와 B세포를 맡는다.**

☑ 감초와 홍삼, 당귀, 산조인, 태반의 공통점은 다당체를 함유하고 있다는 것이다.

☑ 다시마 다당체는 알긴산, 후코이단, 라미나린이고, 귀리·버섯·효모 다당체는 베타글루칸이며, 당귀 다당체는 안젤란이다. 가장 약한 다당체는 효모이다.

☑ 당귀의 폴리페놀은 데커신, 데커시놀이며, 당귀의 다당체는 안젤란이다. 데커신

과 데커시놀의 주작용은 항염 작용이고, 안젤란의 주작용은 면역조절, 자연면역 증강이다. 당귀는 혈류 개선, 월경불순 개선, 생리통 완화, PMS 완화, 빈혈 개선, 진통 효과, 보골 작용, 소염 작용, 폐경기, 우울증 등 데커신과 안젤란의 작용으로 부인병에 효과가 있다.

☑ 맥문동에 함유된 다당체와 뮤신이 진액·수분을 모아 폐를 윤택하게 하여 마른기침 또는 헛기침에 탁월하다. 맥문동탕에서 맥문동이 없는 경우에 대체할 수 있는 가장 적합한 생약은 산약이다. 맥문동과 산약은 둘 다 끈적거리는 뮤신 성분을 함유하고 있다.

☑ 다당체의 종류가 가장 많은 셀메드 제품은 비바이뮨 에프이다. 기능성 미네랄인 아연, 셀레늄 외에도 다당체 22종(황기, 홍삼, 대두, 귀리, 감초, 알로에, 전칠삼, 후코이단, 알긴산, 라미나린, 히알루론산, 콘드로이친, 표고버섯, 느타리, 양송이, 팽이, 운지, 상황, 영지, 차가, 눈꽃동충하초, 당귀)이 함유되어 있다.

☑ **암을 제거할 수 있는 면역력을 가지려면 고분자 다당체와 미생물이 절대적으로 필요하다.** 저분자 다당체는 장점막에 머무는 시간이 짧지만 신속하게 흡수되어 타깃 세포로 이동하고 사이토카인을 활성화하여 질병 세포를 제거하거나 면역을 조절한다. 고분자 다당체는 장점막에 오래 머물면서 NK세포를 자극하여 몸 안의 암세포를 찾아 사멸시키는 능력에 따라 항암 다당체의 품질이 결정된다.

☑ 후코이단과 알긴산이 음전하를 띠는 이유는 각각 황산기와 카르복실기를 갖고 있기 때문이다.

☑ 만노스와 후코스는 면역세포의 기능과 증식을 강화시키는 글리코영양소로 다당체가 분리되어 생성된다.

## ✅ 팩트체크 　　　　　　　　　　　　　　　　　　Quiz

| | |
|---|---|
| ❶ 다당체가 작용하는 소장 부위는? | 장점막 고유층 |
| ❷ 버섯과 귀리에 함유된 다당체는? | 베타글루칸 |
| ❸ 인삼보다 다당체 함량이 높고, 체질에 관계 없이 면역강화 및 보기제로 처방되는 생약은? | 황기 |
| ❹ 인체 성분 중 보습 3총사는? | 다당체, 콜라겐, 뮤신 |
| ❺ 육미지황환에서 음허를 잡는 마의 주성분은? | 다당체 |
| ❻ 우리가 먹는 음식 중 뮤신이 많은 음식 4가지는? | 다시마, 미역, 토란, 청국장 |
| ❼ 다시마에 존재하는 다당류와 글리코영양소는? | 알긴산, 후코이단, 라미나린/글루코즈, 만노스, 후코스 |
| ❽ 여름에 생맥산을 먹는 이유는? | 인삼, 맥문동, 다당체의 ECM 형성, 보습, 탈수 방지, 오미자로 수렴 |
| ❾ 다당체의 5대 면역 증강 효과는? | NK세포 증강, 보체 활성화, 면역복합체 제거, 면역분배(이동), 대식세포 식균 강화 효과 |

# Chapter 02

# 면역과 염증

#  01　면역세포

## 🔍 배경지식　　　　　　　　　　　　　Key point

☑ **생명의 주체는 면역세포이다.** 단순한 방어 시스템이 아니라 생명을 유지하는 핵심 메커니즘이며, 세포 수준에서 항상성을 지켜내는 근본 주체가 바로 면역세포이다.

☑ 면역력은 면역세포의 숫자와 활성도로 결정된다.

☑ 선천면역세포들은 패턴 인식 수용체를 통해 이상 항원(외부의 비자가항원 또는 내부의 변이항원)을 인식한다. 이러한 수용체들은 1,000개 이상의 다양한 분자항원을 인식할 수 있지만 내부항원, 자가항원은 인식하지 못한다. 자가항원이란 우리 몸의 정상세포나 조직을 말한다.

☑ **면역력이 약하다는 것은 면역 과잉과 면역 부족 두 가지를 의미한다.** 즉, 면역 불균형이 문제의 본질이다. 면역은 단순히 강하거나 약한 것이 아니라 필요할 때 빠르고 정확하게 작동하고, 불필요할 때는 억제되는 균형 상태가 건강한 면역이다.

☑ 면역력이 억제되면 종양 발생과 패혈증이 나타나고, 면역력이 과다하면 자가면

역증이 발병한다. 따라서 임상적으로는 면역을 자극하는 것보다 면역 균형을 회복시키는 것이 더 중요하다.

- ☑ 스트레스와 독소에 의한 세포, 혈구, 콜라겐 손상이 클수록 NK세포, T세포수도 증가한다. NK세포, T세포는 내부 면역세포로서 주로 염증세포를 제거한다. 혈중 NK세포, T세포가 높다는 것은 내부 손상이 크다는 것을 의미한다. 현대 의학은 이때 면역억제제를 사용하여 면역반응을 차단하고 증상을 억제한다. 따라서 NK세포, T세포 증가는 단기 스트레스에 대한 방어 반응으로 나타날 수 있으며, 스트레스가 장기화될 경우에는 오히려 면역세포 감소와 기능 저하가 동반된다.

- ☑ 면역강화제는 넓은 의미의 면역조절제라고 볼 수 있다. 면역조절=정상 면역, 면역력을 강화한다=면역력을 정상화한다=부족한 것은 올리고 넘치는 것은 내린다.

- ☑ 하지만, 암의 경우 면역강화제는 정상 이상으로 끌어올려야 한다. 암세포를 제거해야 하기 때문이다. 자가면역증이 있는 경우 아이러니하게도 암에 잘 걸리지 않는다.

- ☑ TNF-α를 유도하는 핵심 전사인자는 NF-κB이다. NF-κB는 단순히 TNF-α만이 아니라, 전신의 염증반응을 조절하는 '마스터 전사인자'이다. 만성적으로 활성화되면 암, 염증성질환, 노화와 직결되므로, 이를 정상적으로 조절하는 것이 세포교정영양학의 핵심 타깃 중 하나다.

- ☑ **면역분배는 다당체에 의해 유도되는 장점막 면역에 의한 면역조절 작용이다.**

- ☑ 도움 T세포 <sup>Helper T cell</sup>는 Th1 <sup>세포성 면역</sup>과 Th2 <sup>체액성 면역</sup>로 분화한다. Th1이 과도하면 자가면역질환이나 만성염증이, Th2가 과도하면 알레르기나 아토피가 발생하기 쉽다. 건강한 면역은 어느 한쪽이 강한 것이 아니라 Th1과 Th2의 균형이 유지되는 상태이며, 식물성 스테롤 <sup>피토스테롤</sup>과 유산균 생성물질이 이 균형을 맞추는 데 도움을 준다.

## ✅ 팩트체크 Quiz

❶ 다당체(Polysaccharide)에 의해 장점막에서 유도되는 면역조절 작용은? | 면역분배

❷ 면역이 강한 것이 항상 좋은 것은 아니며, 면역 불균형(과잉 또는 부족)이 문제의 본질이다. O, X? | O

❸ 면역강화제는 면역자극제와 동일하며, 무조건 면역반응을 올리는 것을 의미한다. O, X? | X

❹ 면역력을 결정하는 2가지 요인은? | 면역세포의 숫자와 활성도

❺ 자가면역질환 환자가 오히려 암에 잘 걸리지 않는 이유는? | 면역이 과도하게 활성화되어 암세포까지 억제하기 때문

❻ TNF-α를 유도하는 핵심 전사인자는 무엇인가? | NF-κB

❼ NK세포와 T세포수가 높으면 외부 항원이 많다는 것을 의미한다. O, X? | X (내부 손상이 크다는 의미)

❽ 면역력이 과다하면 발병할 수 있는 질환은? | 자가면역증

# 대식세포


## 🔍 배경지식     Key point


☑ 내부 면역력을 담당하는 면역세포로는 NK세포, 대식세포, T세포가 있다. 대식세포와 NK세포는 대표적인 선천면역세포로, 항원을 제시하거나 비정상세포를 제거한다. T세포와 NKT세포는 선천면역과 적응면역을 연결하는 '다리' 역할을 한다.

☑ **대식세포** Macrophage 는 아메바와 유사한 원시 단세포생물에서 생겨났으며, **'면역의 총사령관이자 청소부'**라는 별칭으로 불린다. 노후되었거나 기능을 잃은 세포, 세균, 이물질 등을 식균작용으로 제거하는 것이 주임무이다. 조직별로 특화된 대식세포가 존재하는데, 간의 쿠퍼세포 Kupffer cell, 뇌의 미세아교세포 Microglia가 대표적이다.

☑ 대식세포는 단순한 청소부가 아니라, 항원을 처리하고 제시하여 T세포 반응을 유도하는 항원 제시 세포 Antigen-presenting cell, APC로서의 역할도 수행한다. 또한 당독소인 최종당화산물 AGEs에 대한 수용체를 가지고 있어 대사 스트레스와 만성염증 반응에도 관여한다.

☑ 손상된 세포나 염증세포는 먼저 NKT세포가 공격하여 사멸시키고, 그 뒤에 대식세포가 출동하여 사멸된 세포 잔해를 청소한다. 이처럼 NKT세포와 대식세포는 협력 관계를 맺으며 면역의 전선을 유지한다. NK세포와 T세포의 면역 증강 작용은 '비특이적 면역강화 효과'로 불린다.

☑ **인터페론 감마**[IFN-γ]**는 대표적인 사이토카인**으로, NK세포, Th1세포, Cytotoxic T세포 등이 분비한다. 초기에 'Macrophage-activating factor'라고 불렸을 만큼 **대식세포 활성화의 핵심 인자이며, 대식세포가 더욱 강력하게 세균과 암세포를 제거하도록 자극한다.**

☑ 히트쇼크단백질(HSP, 열충격단백질)은 면역계의 또 다른 조절인자로, 수지상세포를 자극해 면역반응을 활성화한다. 만성질환 환자는 HSP 생성이 부족한 경우가 많다. 규칙적으로 운동하는 사람은 이 물질이 만들어져서 건강하다. 감기에 걸리면 이 물질이 많이 만들어진다. 사우나를 하면 면역력이 좋아지는 이유는 HSP 때문이다.

☑ 대식세포는 환경에 따라 M1형(공격형)과 M2형(치유형)으로 변한다. M1 대식세포는 염증을 일으켜 세균과 암세포를 공격하고, M2 대식세포는 염증을 가라앉히고 조직을 재생한다. 만성염증이나 암 환경에서는 M1이 제 기능을 못 하고 암 성장을 돕는 M2로 전환되는 경우가 많으므로, 이를 다시 M1으로 재프로그래밍하는 것이 면역 치료의 핵심이다.

## ✔ 팩트체크      Quiz

❶ 대식세포는 단순히 노폐물을 청소하는 역할만 수행하며 항원을 처리하거나 T세포 반응을 유도하지 않는다. O, X?

X

❷ NK세포와 T세포의 면역 증강 작용은 비특이적 면역강화 효과로 불린다. O, X?

O

❸ 간에 특화된 대식세포의 명칭은 무엇인가?

쿠퍼세포

❹ 대식세포 활성화의 핵심 인자로, NK세포, Th1세포, Cytotoxic T세포 등이 분비하는 사이토카인은 무엇인가?

인터페론 감마(IFN-γ)

❺ 만성질환 환자에게는 부족할 수 있으며, 운동이나 사우나를 통해 생성되어 면역반응을 활성화하는 단백질은 무엇인가?

히트쇼크단백질(HSP)

❻ 활성화된 대식세포가 과도하게 작동하면 유발될 수 있는 상태는?

염증

❼ 대식세포는 후천면역계에 속한다. O, X?

X (선천면역)

# 03 바이러스·세균 감염

## 🔍 배경지식                                                    Key point

☑ 이상 항원이 체내로 유입되면 단백질 키나아제가 활성화되어 NF-κB가 핵 안으로 들어가고 염증반응이 시작된다. 바이러스가 몸 안에 들어오면 그 바이러스의 유전자에 특이적인 항체가 생성된다.

☑ 감염된 세포는 T세포가 먼저 사멸시키고, 이어서 대식세포가 사멸된 세포 잔해를 청소한다. 세균 감염의 대표적인 예로 결핵균이 있는데, 이는 주로 T림프구가 중심이 되어 감염된 폐세포를 제거한다.

☑ 바이러스는 세포가 아닌 단백질 껍질과 핵산으로 이루어진 비세포성 입자이므로 항원성이 상대적으로 약하다. 바이러스질환에 걸리는 가장 큰 이유는 면역 과민반응(과도한 염증반응) 때문이다. 독감과 코로나 등은 독소를 분비하지 않으며, 이질적인 항원성으로 인한 과도한 면역반응이 문제다. 따라서 바이러스질환은 일종의 자가면역적 성격을 띤다.

☑ 바이러스는 빠른 변이와 내성 때문에 백신과 항바이러스제만으로는 완벽히 막을 수 없다. 호흡기 바이러스(예: 독감, 코로나)는 특히 변이가 빠르기 때문에 예방

백신에 한계가 있다. 백신은 때때로 면역 불균형을 일으킬 수 있으며, 이는 면역 부족(암, 패혈증) 또는 면역 과민(자가면역질환, 아토피) 형태로 나타난다.

☑ **자연면역력은 해독력이 우선되어야 한다.**

☑ 후성유전학에 의하면 정신과 육체 환경이 밀접하게 연관되어 있고, 실제로 정신에 맞는 육체로 살다 보면 정신과 같은 육체 DNA를 갖게 된다고 한다. 미국의 실용주의 철학자이며 유명한 심리학자인 윌리엄 제임스는 "생각이 바뀌면 행동이 바뀌고, 행동이 바뀌면 습관이 바뀌고, 습관이 바뀌면 성격이 바뀌고, 성격이 바뀌면 운명이 바뀐다."라고 하였다.

☑ 항바이러스 작용과 면역조절 작용을 동시에 수행하는 영양소는 시아플렉스이다. 시아플렉스는 바이러스의 헤마글루티닌[HA]에 작용해 점막 부착을 억제한다. 반면, 항바이러스제인 타미플루는 뉴라미니다제에 작용한다.

☑ 또한, 시아플렉스 노바의 주성분인 안토시아닌·다당체 나노복합체는 헤마글루티닌을 억제하여 독감과 코로나바이러스에 99.9%의 사멸 효과를 보인다.

☑ 감기 증상에 도움이 되는 대표적인 셀메드 영양소

- 제감원, 윤조음
- 시아플렉스 엑스, 비바이뮨 에프, 비바셀C
- 기침감기: 윤조음, 시아플렉스 엑스
- 목감기: 시아플렉스 엑스, 은교산, 시아플렉스 노바 스프레이
- 콧물감기: 소청룡탕, 비바이뮨 에프

## ✅ 팩트체크       Quiz

❶ 감기에 걸리지 않으려면 ○○○○○○이 좋아야 하고, 감기가 빨리 나으려면 □□□이 좋아야 한다.
항산화해독력/면역력

❷ 그람음성균을 인식할 때 면역세포가 인식하는 분자(항원) 명칭은?
LPS

❸ 급성 감염성질환에서 선천 및 후천 방어에 중요한 역할을 하며, 급·만성질환에서 활성화되는 전사인자는?
NF-κB

❹ 핵 안에 존재하는 바이러스로, 인간과 유사한 DNA 또는 RNA를 가져 유전되는 바이러스는?
내인성 레트로바이러스

❺ 병원체(항원)에 대한 중화항체가 생겨야 면역이 생긴다. 완벽한 중화항체를 생성시키는 2가지 방법은?
결핵 백신, 바이러스 감염

❻ 자연면역력이 제대로 작동하려면 무엇이 우선시 되어야 하는가?
해독력

❼ 결핵치료를 받을 때 도움이 되는 대표적인 셀메드 영양소 3가지는?
시아플렉스, 리코플렉스, 베타플렉스

# 스트레스와 면역

## 🔍 배경지식     Key point

- ☑ 스트레스를 받으면 우리 몸은 외부의 세균이 침입한 것으로 인식한다. 이는 뇌 속에 잠재된 '사냥 유전자(수렵 유전자)' 때문으로, 원시 환경에서 생존을 위해 위협에 즉각 대응하도록 진화된 반응이다.

- ☑ 스트레스가 과도하게 지속되면 림프구는 감소하고 과립구는 증가한다. 이는 일시적으로 외부 병원체를 방어하기 위한 반응이지만, 장기적으로는 면역 균형이 깨지는 원인이 된다.

- ☑ 어릴 때는 림프구가 비율이 높아 면역반응이 활발하지만, 나이가 들면서 점차 과립구의 비중이 커진다.

- ☑ 고령이 되거나 항암 치료를 받는 경우 림프구와 과립구는 모두 감소하여 전반적인 면역력이 크게 약화된다.

- ☑ 정신적·육체적 스트레스가 누적되면 내부 면역세포, 특히 NK세포와 T세포의 활성이 떨어진다. 이로 인해 암세포나 바이러스 감염 세포를 제거하는 능력이 현저히 저하된다.

☑ 스트레스가 만성화되면 과립구가 항진되어 활성산소<sup>ROS, 일중항산소</sup>의 생성을 촉진한다. 이러한 산화스트레스는 관절과 조직을 손상시켜 관절염 등 만성염증성 질환을 유발할 수 있다.

☑ 자율신경이 지배하는 면역계는 신경계의 상태에 따라 면역반응의 방향이 달라진다. 교감신경이 흥분하면 과립구(호중구 등)가 증가하여 급성 염증과 조직 파괴(활성산소)를 유발한다. 부교감신경이 우위가 되면 림프구가 증가하여 알레르기 반응이 나타날 수 있다. 따라서 스트레스로 인한 교감신경 항진은 과립구 과다를 유발해 조직 손상과 암 발생의 원인이 되므로 자율신경 균형이 면역 균형의 핵심이다.

## ✪ 팩트체크     Quiz

❶ 스트레스가 만성화될 때 과립구 항진으로 생성되는 활성산소의 약어는 무엇인가?    ROS

❷ 지속적으로 정신적·육체적 스트레스가 누적되면 NK세포와 T세포의 활성이 저하되어 암세포 제거 능력이 감소한다. O, X?    O

❸ 스트레스가 과도하게 지속될 때 일시적으로 증가하는 백혈구 종류는 무엇인가?    과립구

❹ 만성 스트레스는 림프구를 증가시키고 과립구를 감소시켜 면역 균형을 깨뜨린다. O, X?    X

❺ 어린 시기에 면역반응이 활발한 이유로 비율이 높은 면역세포는?    림프구

❻ 면역강화제는 항상 면역을 최대한 올리는 것이 좋다. O, X?    X

❼ 나이가 들면서 면역력 저하의 주요 원인은 림프구 비중이 증가해서다. O, X?    X

#  05 면역활성영양소


## 🔍 배경지식     Key point

☑ 암세포의 자연치유에서 NK세포의 수와 활성은 절대적이다. NK세포의 수치를 증가시키는 데 가장 효과적인 식물성 성분은 고분자 다당체이다.

☑ 육지에서는 귀리의 베타글루칸, 바다에서는 다시마의 후코이단이 NK세포 증강 효과가 뛰어나다. 세균이나 효모에서 만든 베타글루칸은 NK 활성이 낮다.

☑ 베타플렉스는 폐, 코, 기관지, 피부의 점막 조직에서 발생하는 과도한 면역반응을 장점막으로 분배시키는 기전으로 면역조절 작용을 한다.

☑ 클로렐라는 부작용이 없는 단세포 조류 생명체로, 장에서 면역계를 자극하여 NK세포를 증가시킨다. 클로플렉스의 핵심 기전은 유전자 복합체인 크로마틴[DNA+히스톤]이 부작용 없는 항원으로 작용하여 NK세포를 증강한다.

☑ 이부프로펜과 비바이뮨 에프는 프로스타글란딘 E2[PGE2]의 생성을 억제하여 면역 억제와 혈전 생성을 조절할 수 있다. 항원 반응이 과도하게 나타날 경우 치명적인 상황이 발생할 수 있는데, 비바이뮨 에프는 이러한 과잉 반응을 완화하는 역할을 한다.

- 항염증 기전에는 안토시아닌과 커큐민이 있으며 PLA2, LOX, COX 경로에 작용한다. 유파플렉스는 LOX, COX에 작용하여 염증반응을 조절한다.

- 베타글루칸이나 후코이단 같은 다당체는 면역세포를 직접 공격하게 하는 것이 아니라, '프라이밍Priming' 상태로 만든다. 이는 면역세포가 병원체를 만났을 때 즉각적이고 폭발적으로 반응할 수 있도록 예열해 두는 것으로, 평소에는 과도한 염증을 일으키지 않으면서 비상시 강력한 방어력을 발휘하게 하는 가장 안전한 면역강화 방식이다.

## ✅ 팩트체크　　　　　　　　　　　　　　　　　　　　Quiz

❶ 항염증 기전에서 PLA2, LOX, COX 경로에 작용하는 천연 영양소 2가지는?　　｜　안토시아닌, 커큐민

❷ 클로렐라가 NK세포를 증가시키는 핵심 기전에서 부작용 없는 항원으로 작용하는 유전자 복합체의 이름은?　　｜　크로마틴(DNA+히스톤)

❸ 비특이적 항체를 만들 수 있는 2가지 방법은?　　｜　다당체, 면역력 향상

❹ NK세포 활성에 대한 베타글루칸의 효과는 분자 구조, 분자량, 투여 방식에 따라 달라질 수 있다. O, X?　　｜　O

❺ 면역 불균형을 막는 셀메드 3대 영양소는?　　｜　시아플렉스, 유파플렉스, 베타플렉스(머쉬글루칸)

❻ 항염증 기전에는 안토시아닌과 커큐민이 포함되며, 유파플렉스는 LOX와 COX 경로에 작용하여 염증반응을 조절한다. O, X?　　｜　O

❼ 베타플렉스는 과도한 면역반응을 장점막으로 분배시키는 기전을 통해 면역조절 작용을 한다. O, X?　　｜　O

# 06 염증과 세포손상

## 🔍 배경지식     Key point

### ❶ 스트레스와 염증

☑ 스트레스, 독소, 식이 항원, 영양실조, 저산소증 및 저산증은 체내 세포와 조직에 손상을 주어 염증반응을 유발하는 주요 원인으로 작용한다.

☑ 염증반응은 면역 유전자의 과발현증이고, 패혈증은 저발현증이다.

☑ 대상포진의 주원인은 스트레스와 독소, 면역력 저하이다.

☑ **해독력이 약하면 독소가 세포를 손상시키고 염증을 유발한다.** 이에 대응해 내부 면역력(자체 면역, 세포 수준의 면역반응)은 손상된 세포와 노화 세포, 종양세포를 제거하며, 외부 면역력(항원 대응 면역)은 세균과 바이러스 등 외부 침입자를 제거한다.

### ❷ 만성염증과 질환

☑ **대부분의 질환은 세포손상과 면역반응의 불균형에서 비롯된다.**

☑ 완벽한 면역이란 균형을 유지하는 것이다. 면역력은 너무 떨어지면 올리고, 너무 올라가면 내려야 하며 내·외부 문제에 따라 조절된다.

☑ 만성염증은 면역 불균형으로 발생하며, 장기간 소염진통제나 스테로이드 사용, 생활습관, 영양 결핍 등이 영향을 줄 수 있다.

☑ 만성적인 뇌·심혈관의 염증질환은 동맥경화이다. 동맥경화는 ox-LDL에 대한 대식세포의 면역반응이다.

☑ 정상 상태에서는 세포막의 인지질 중 dGLA가 우세하지만, 염증 상태에서는 세포막의 인지질 중 아라키돈산[AA]이 우세를 보인다.

☑ 조직 세포의 손상을 인식한 대식세포는 AA를 분비하여 발열, 부종, 통증 등의 치유반응(염증반응)을 유도한다. 이후 면역세포가 출동하여 손상된 세포를 제거한다.

☑ 비타민D 결핍은 만성통증 환자의 90% 이상에서 관찰된다. 비타민D가 부족하면 전신 염증이 촉진되고, 변성 콜라겐이 증가하여 통증을 유발한다.

## ❸ 세포손상과 면역

☑ 세포손상이 발생하면 MAPK 등 단백질 키나아제가 활성화되고, NF-κB가 핵으로 이동하여 TNF-α 등 염증 사이토카인을 발현시킨다.

☑ TNF-α와 NF-κB 신호는 T세포, NK·NKT세포를 활성화하고, B세포는 후속 항체 반응을 준비한다. 손상 세포와 염증세포는 NK·NKT세포와 T세포에 의해 사멸되고, 이후 대식세포가 잔해를 제거한다.

☑ NF-κB는 상황에 따라 면역세포의 생존을 유지하거나 손상된 세포를 제거하도록 조절하여 염증반응의 발생과 회복을 조율한다.

## ❹ 염증 개선 영양소

☑ 인공면역보다 식이에 의한 자연면역이 더 안전하고 효과적이다.

☑ 염증은 면역 유전자가 과다 발현된 상태로, 이를 조절하는 대표적인 영양소로는

시아플렉스, 유파플렉스, 커큐플렉스 등이 추천된다.

- 시아플렉스: 과발현된 COX-2를 낮추어 PGE2를 감소시키고 염증반응 조절
- 유파플렉스: 리놀레산과 알파리놀렌산이 PGE1과 PGE3를 증가시켜 면역조절 능력과 항염증 작용을 강화
- 커큐플렉스: NF-κB와 ROS 경로를 조절하여 염증 및 세포손상 완화

☑ 염증은 시작만큼이나 '끝내는 것Resolution'이 중요하다. 오메가3 지방산EPA, DHA은 체내에서 레졸빈Resolvin, 프로텍틴, 마레신과 같은 '염증 종결 인자'로 전환된다. 이들은 단순히 염증을 억제하는 것이 아니라, 이미 발생한 염증 부산물을 청소하고 조직을 원래대로 복구하여 만성염증으로 진행되는 것을 막는다.

## ✔️ 팩트체크　Quiz

❶ 만성적인 뇌·심혈관 염증질환의 대표 예는 무엇인가?　동맥경화

❷ 염증 상태에서 대식세포가 분비하는 주요 인지질은 무엇인가?　아라키돈산(AA)

❸ 비타민D 결핍은 만성통증과 전신 염증 촉진과 관련이 있다. O, X?　O

❹ 세포손상 시 NF-κB가 핵으로 이동하여 발현시키는 대표적인 염증 사이토카인은?　TNF-α

❺ 손상된 세포와 염증세포는 NK·NKT세포와 T세포에 의해 제거되고, 이후 대식세포가 잔해를 청소한다. O, X?　O

❻ 면역세포 기능을 지원하고 염증 균형 유지에 도움을 주는 물질과 비타민 종류는?　다당체, 비타민D

❼ 세포손상 시 활성화되는 단백질 키나아제의 대표적인 예는?　MAPK

#  07 자가면역질환



## 🔍 배경지식     Key point

### ❶ 자가면역증의 특징

☑ 자가면역질환은 본래 자기 몸을 방어해야 할 면역체계가 자기 세포나 조직을 공격하는 과도한 면역반응이다. 크게 ① 스트레스, 독소에 의한 세포·혈구·콜라겐 손상형, ② 식이 항원(단백질 조각 등)에 의한 장 누수 관련형으로 나눌 수 있다.

☑ 스트레스, 독소, 식이 항원, 영양실조, 저산소증, 저산증은 면역 불균형과 세포손상을 일으키는 대표적 요인이다. 독소(예: 수은)는 다발성 경화증, 만성습진과 같은 면역 이상을 촉발할 수 있다.

☑ 자가면역질환은 추운 지방에서 흔히 발생하는데, 이는 추위로 인해 교감신경이 우위가 되면 과립구가 증가하면서 일중항산소를 신경조직에 분사하며, 이 과정에서 신경의 수초가 손상되면서 발병하기 때문이다.

☑ 세포가 스트레스성 ROS, 독소, 저산소증에 의해 손상되면 NF-κB가 활성화된다. NF-κB가 활성화되면 TNF-α가 증가하고, 대식세포, NK세포, T세포가 활성화되면서 손상세포를 제거한다. 이 과정에서 발생하는 염증반응은 사실상 치유

과정의 일부이다. 그러나 NF-κB가 과발현되면 자가면역반응을 유발하고, 암세포에서 과발현되면 전이$^{Metastasis}$ 촉진으로 이어진다.

☑ **자가면역증은 '면역 불안정 상태에서 발생하는 과잉 면역반응'으로 볼 수 있다.**

정상적인 면역 균형을 위해서는 4가지 축이 중요하다.

- 면역조절: 과다 또는 저하된 면역반응을 정상화
- 면역분배: 특정 부위에 과도하게 집중된 반응을 다른 곳으로 분산
- 면역관용: 자기 항원을 공격하지 않는 관용 메커니즘
- 면역 불균형: 스트레스, 독소, 식이 항원 등으로 인해 발생하는 이상 반응

☑ 불가리아, 스위스 사람들은 유제품을 섭취하는데도 자가면역 발생이 적다. 시골에서 자란 아이들도 도시에서 자란 아이들보다 알레르기 발생이 낮다. 그 이유는 충분한 항원 접촉에 의한 '면역관용' 때문이다.

☑ 자가면역에서는 코티솔, DHEA, 테스토스테론 저하가 특징적으로 나타난다. 류머티즘 남성 환자에게서 테스토스테론 저하, 에스트로겐의 상대적 증가를 흔히 볼 수 있다.

☑ ALA(알파리놀렌산)와 GLA(감마리놀렌산)는 유사한 항염증 효과가 있다. 반대로, AA(아라키돈산)는 친염증 효과를 나타낸다. 이들의 균형이 자가면역증 조절의 핵심이다.

- **ALA: PGE3, 항염증 작용**
- **GLA: PGE1, 항염증 작용**
- **AA: PGE2, 염증 촉진 작용**

☑ 자가면역증에서는 저산증과 HIF-1α 발현 증가가 자주 관찰된다. 아질산은 반응성이 매우 높아 저산증인 경우 니트로소아민이 급증하면서 암 발생 위험을 높인다.

☑ '나와 네가 다르다'라는 세포의 자기표식인자를 MHC $^{Major\ Histocompatibility\ Complex}$라

고 한다. 세포 표면의 MHC 발현이 과도하게 높아지면 자가면역증, 사이토카인 폭풍, 아나필락시스 위험이 커진다.

## ❷ 아토피/알레르기

☑ ALA<sup>알파리놀렌산</sup>는 아토피나 알레르기 반응에서 면역 과민반응을 완화하는 방향으로 작용한다.

리놀레산 <sup>LA</sup>은 GLA를 거쳐 dGLA로 전환되어 PGE1을 생성한다(LA → GLA → dGLA → PGE1). 일부는 AA로 전환되어 PGE2을 만들어 염증을 유발할 수도 있다 (LA → GLA → dGLA → AA→ PGE2).

☑ 급성 염증반응 시 증가하는 CRP <sup>C-반응성 단백질</sup>는 미생물 세포막의 인지질에 결합해 옵소닌(식균작용 보조인자)으로 작용한다. CRP는 간에서 합성되어 혈장성분으로 방출된다.

☑ IgA<sup>면역글로불린 A</sup>는 점막 면역에 주요 역할을 하는 항체이다. 점막에서 생산되는 IgA는 다른 종류의 항체를 모두 합친 것보다 많다. 장의 내강으로 분비되는 IgA는 하루에 3~5g으로, 몸 전체에서 생산되는 면역글로불린의 약 15%를 차지한다.

☑ IgE<sup>면역글로불린 E</sup>는 외부 공격을 방어하기 위해 인체의 면역체계에서 생성되는 항체이다. 다섯 가지 면역 글로불린 중 하나이며, 일반적으로 혈중에 극소량으로 존재한다. IgE는 천식이나 기생충에 대한 경도의 면역반응을 포함한 알레르기 반응과 관련이 있다.

☑ IgA가 감소하거나 IgE가 증가하면 점막 방어력이 떨어지고, 천식, 아토피, 알레르기질환이 증가한다.

## ❸ 자가면역질환 유발 식품

☑ 밀가루에는 글루텐과 GMO 원료 문제가 있어서 자가면역증과 발암 가능성이 매우 높다. 글루텐(밀가루)과 카제인(우유), 콩 단백질은 모두 자가면역증을 초래한다.

☑ 곡류를 많이 먹으면 혈당이 증가하고, 고기를 많이 먹으면 pH가 낮아진다. 고기를 다량으로 섭취할 때 암, 통풍, 골다공증 발생률이 높아지는 이유는 pH가 낮아지면서 면역세포가 불활성화되기 때문이다.

☑ 고기를 많이 먹으면 단백질이 분해되어 아미노산으로 퓨린이 분해되고, 퓨린이 요산으로 전환된다. 퓨린계 염기인 아데닌, 구아닌이 손상되면서 발생하는 것이 요산이다.

☑ 과일과 채소는 pH가 낮아 신맛이 나더라도 미네랄 성분 덕분에 체내에서는 혈액을 알칼리성으로 유지한다. 과일의 산미는 위산 분비를 자극하여 위 안쪽의 산도를 유지하고, 미네랄은 혈액 pH를 안정시킨다. 이로 인해 저산증이 예방되고, 위 점막이 보호되어 위암 발생률이 낮아진다.

## ❹ 자가면역질환 OCNT

☑ 자가면역증이 오는 가장 직접적인 이유는 장 누수증이다. 장 누수는 위산 부족으로 인한 장내 미생물 증가로 장점막 손상으로 이어져 발생한다.

☑ 구제역, 코로나 등에서 염증반응이 과도하게 일어나지 않도록 하려면 생체 호르몬 PGE1과 PGE3의 생성을 증가시켜야 한다. 노유파 오일에는 이들 생리활성 물질의 전구체인 ALA<sup>알파리놀렌산</sup>와 LA<sup>리놀레산</sup>가 다량 함유되어 있다. 노유파 오일은 항염증성 프로스타글란딘 생성에 필수적인 영양소이다.

☑ 백신이 ADE<sup>Antibody-Dependent Enhancement, 항체의존성 면역 증강</sup>를 유발하여 사망의 원인이 될 가능성이 매우 높다. 이는 백신으로 인해 생성된 불안정한 항체가 면역 과민반응을 유발하여 급사의 원인이 될 수 있기 때문이다. 따라서 백신 접종 전후로 시

아플렉스, 유파플렉스, 하트베리 블랙을 병용하면 항체의 불안정성을 줄이고 과도한 면역반응 [ADE]에 의한 위험을 예방할 수 있다.

☑ 시아플렉스의 ABF는 세포막 인지질에서 PLA2[AA 전환효소]를 억제한다. 이어서 COX와 LOX를 동시에 억제하여 AA가 류코트리엔, PGE2로 전환되는 것을 막는다. 또한 시아플렉스의 다당체는 장점막에 부착해 면역분배를 유도하는 동시에 과도한 항체와 면역세포를 장점막으로 유도하여 과면역반응을 완화한다.

☑ 유파플렉스의 오메가3와 GLA는 COX와 LOX를 억제해 PGE1과 PGE3 생성을 유도하고 과면역반응을 조절한다. 특히 비만세포[Mast cell]의 과도한 활성화를 억제하여 알레르기, 자가면역반응을 완화한다.

☑ 특정 바이러스나 음식 단백질(예: 글루텐, 카제인)의 구조가 우리 몸의 특정 조직(예: 갑상샘, 관절)과 매우 비슷할 때, 면역세포가 이를 혼동하여 자기 조직을 공격하는 현상을 '분자 모방'이라고 한다. 장 누수가 있는 경우 소화되지 않은 단백질이 혈액으로 유입되어 이러한 교차 반응을 유발하므로, 장 건강 회복이 자가면역 치료의 첫걸음이다.

## ✅ 팩트체크                                      Quiz

❶ ○○○○○을 복용한 HIV 환자들은 에이즈로 이행되지 않는다. 이 물질을 고용량으로 장기간 복용할 때 수분 저류를 유발할 수 있기 때문에 △△과 같이 병용한다.

글리시리진/칼륨

❷ 천연 TNF-α 억제제로 부작용이 없는 자가면역증에 대표적인 영양소는?

시아플렉스

❸ 자가면역증에 시아플렉스와 하트베리 블랙을 병용하는 가장 중요한 이유는?

장 누수 개선

❹ 자가면역증의 4가지 종류는?

세포손상형, 혈구손상형, 식이항원형, 콜라겐손상형

❺ 자가면역질환 환자는 NK세포 활성 증가가 주요 원인이다. O, X?

X (T세포·B세포의 자기 항원 오인이 핵심)

❻ 스트레스, 감염, 호르몬 변화는 자가면역질환을 악화시키는 요인이 될 수 있다. O, X?

O

❼ 불가리아, 스위스 사람들이 우유로 인한 자가면역증이 적은 이유는 면역관용 때문이다. O, X?

O

# Chapter 03

# 암 예방과 면역항암요법

#  01 암세포에 대한 면역작용

> ## 🔍 배경지식 Key point

☑ 암세포가 발생하면 우리 몸의 면역체계는 다양한 단계에서 이를 감시하고 제거하려는 작용을 한다. 이 과정은 '선천면역 → 적응면역 → 최종 정리'의 흐름으로 진행되며, 동시에 암세포는 다양한 방식으로 면역을 회피하려 한다.

☑ 암세포는 정상세포와 달리 변이된 단백질종양항원, Neoantigen을 만들어낸다. 이 종양항원은 MHC-I 분자를 통해 제시되며, CD8+T세포가 이를 인식하게 된다. 하지만 일부 암세포는 MHC-I 발현을 줄여서 T세포의 인식을 피하려 한다. 이 경우 NK세포가 MHC-I이 낮거나 없는 세포를 감지하여 암세포를 직접 공격한다.

☑ **암세포는 스스로 보호하기 위해 시알로뮤신 같은 당단백질을 암세포 표면에 과발현하여 NK세포와 T세포가 제대로 인식하지 못하도록 방해한다. 이때 시알로뮤신을 제거하거나 억제하는 효소·항체가 작용하면 NK세포와 T세포가 활성화되어 암세포를 직접 제거할 수 있다.**

☑ 암세포 표면의 방해물질이 제거되면 NK세포와 T세포가 출동하여 암세포를 공격한다. 이후 죽은 암세포 잔여물은 대식세포가 최종적으로 청소하여 면역반응

이 마무리된다. 그러나 종양 미세환경에서는 일부 대식세포가 오히려 암 성장을 돕는 M2 대식세포로 전환되기도 한다.

☑ 암세포는 단순히 숨어만 있지 않고 적극적으로 면역세포를 무력화한다. 대표적인 방법이 바로 PD-1, PD-L1 축으로, 암세포는 자신을 정상세포처럼 위장하기 위해 PD-L1 단백질을 세포막에 발현한다. T세포 표면에는 PD-1 수용체가 있는데, PD-L1과 결합하면 T세포는 공격 능력을 잃고 면역력이 억제된다. 즉, PD-L1은 암세포의 면역회피 단백질이고, PD-1은 T세포의 면역억제 수용체라고 정리할 수 있다.

☑ 장기(간, 신장 등) 이식 환자에게는 이식거부 반응을 막기 위해 면역억제제를 사용한다. 대표적으로 사이클로스포린, 타크로리무스, 시롤리무스, 대사길항제, 스테로이드 등이 있으며, 이 약물들은 T세포와 NK세포의 기능을 억제한다. 이로 인해 면역 감시 기능이 약화되고, 위암·신장암 등 특정 암의 발생 위험이 커진다. AFNC는 면역을 과도하게 올리지 않고 조절하는 역할이 있어, 장기 이식 환자의 암 예방 및 합병증 감소 보조 목적으로 권장되기도 한다.

☑ 암과 면역의 관계는 3단계(3E)로 진행된다.

- 제거(Elimination): 면역세포가 암세포를 찾아내어 제거하는 단계(정상)

- 평형(Equilibrium): 암세포가 면역 공격을 버티며 잠복하는 단계

- 도피(Escape): 암세포가 면역회피 기술(PD-L1 등)을 획득하여 급격히 증식하는 단계

면역항암요법의 목표는 도피 단계의 암을 다시 제거 단계로 되돌리는 것이다.

## ✅ 팩트체크                                                  Quiz

**❶** 암세포가 면역세포를 회피하기 위해 만드는 회피 단백질은?

PD-L1

**❷** 암세포를 보호하는 단백질막은 ○○○○○이다. 이 단백질은 효소로 제거할 수 있다.

시알로뮤신

**❸** 신장이식 수술 후 면역억제제를 사용한 남성들에게 가장 많이 나타나는 2가지 암은?

위암, 신장암

**❹** 암세포가 면역회피를 하지 못하도록 T세포의 PD-1에 결합하는 항암제 명칭은?

키트루다

**❺** 암세포는 MHC-I 발현이 증가할수록 NK세포에게 더 쉽게 인식된다. O, X?

X (NK세포는 MHC-I 발현이 낮을 때 공격)

**❻** 사이토카인 중 IFN-γ는 암세포 성장 억제와 면역세포 활성에 중요한 역할을 한다. O, X?

O

**❼** 암세포의 면역회피 단백질은 PD-L1이다. T세포의 면역회피 단백질 항체는?

PD-1

# 02 염증과 종양



☑ **질병은 크게 염증, 부전증, 종양으로 분류할 수 있다.** 염증은 세포막이 산화된 상태를 의미하고, 부전증은 세포막과 미토콘드리아가 손상된 상태이며, 종양은 세포막과 미토콘드리아, 그리고 핵이 손상되어 유전자 조절 능력이 변형된 상태를 말한다.

☑ 만성염증은 3개월 이상 염증이 지속되는 상태이며, 여기서 염증이라는 개념은 염증세포 또는 염증조직을 포함한다. **염증세포와 염증 현상은 동일한 개념이 아니다. 염증세포는 면역반응과 반드시 동반되지 않을 수도 있으며, 세포 기능이 저하된 상태로 존재할 수 있다.**

☑ 세포 기능 저하 정도는 세포 유형에 따라 다르다. 일반 염증세포는 산소와 영양소 공급이 약 50% 정도 감소한 상태이고, 부전세포는 약 90% 정도 저하되어 있다. 암세포는 여기에 더해 핵의 유전자, 특히 후성유전자의 조절 능력이 손상되어 성장유전자의 발현을 조절하지 못하는 상태가 되며, 이때 종양이 발생하게 된다.

☑ **염증이 암을 촉진하는 주요 요인은 일중항산소이다.** 일중항산소는 스트레스 상황(과로, 고민, 불면, 불안)으로 인해 발생하는 활성산소의 한 형태이며, 주로 과립구의 작용에 의해 염증을 유발한다. **활성산소 중에서도 가장 공격성이 강하고 치명적인 것은 '산화된 지질' 즉 과산화지질ox-LDL로, 이는 연쇄 산화 반응을 강하게 일으켜 조직 손상을 촉진한다.**

☑ 염증 자체가 종양으로 발전하지는 않지만 발생된 암의 성장에 기여하며, 실제로는 종양이 존재하는 부근에 염증이 동반되는 경우가 많다. 염증은 면역반응의 일부로, 종양 부근의 염증은 면역세포가 활성화되는 절호의 기회가 되기도 한다. 예를 들어, 암환자 상담 시 체온 상승, 부종, 통증, 출혈 등이 나타난다면 이는 면역반응이 시작되고 있다는 증거로 볼 수 있다.

☑ 따라서 이 시기에 해열진통제나 면역억제제를 사용하는 것은 면역반응을 억제하여 치료 효과를 저해할 수 있다. 단, 암 줄기세포가 급성 진행성 암으로 변형된 상태라면 OCNT만으로는 조절이 어려울 수 있으며, 이러한 경우에는 병원에서도 4기 암으로 진단되기 전까지는 판단이 쉽지 않다.

☑ 암과 염증이 발생하는 기전은 과립구 증가, 일중항산소 방출, 상피조직 손상, 암 줄기세포 손상의 연속적인 과정으로 설명할 수 있다. 스트레스 상황에서 과립구가 급증하면, 이들은 세균이 존재하는 상피조직으로 이동하여 일중항산소를 방출, 상피세포나 줄기세포의 세포막과 유전자를 손상시켜 염증과 암을 동시에 유발한다.

☑ **염증 수치가 높을수록 종양 발생 위험이 증가하는 이유는 스트레스와 독소에 의해 세포막이 손상되어 하이폭시아 상태로 빠지기 때문이다.** 이러한 환경에서 세포는 산소 공급과 대사 균형이 깨지고 암세포가 성장할 수 있는 조건이 만들어진다.

☑ 또한, 과립구의 증가는 염증과 종양 모두를 촉진한다. 과립구가 증가하면 림프

구 수치는 상대적으로 감소하게 되는데, 이는 면역 균형의 변화를 의미한다. **사람은 태어날 때 림프구 우세 상태이지만, 성인이 되면서 스트레스와 환경 요인으로 인해 과립구 우세 상태로 변하게 된다. 이 과정은 만성염증과 종양 발생에 중요한 역할을 한다.**

☑ 종양 미세환경 암세포는 혼자 자라지 않고 주변 혈관, 섬유아세포, 면역세포를 조작하여 자신에게 유리한 환경(TME)을 만든다. 염증은 이 TME를 구축하는 핵심 요소이다. 만성염증은 혈관신생을 유도하고 면역세포를 무력화하여 암세포가 자라기 좋은 비옥한 토양을 제공한다. 따라서 항염증치료는 암의 보급로를 차단하는 전략이 된다.

<table>
<tr><td>

**팩트체크**

</td><td>

Quiz

</td></tr>
</table>

❶ 종양이 발생하는 세포는 세포막, 미토콘드리아, 그리고 무엇이 손상된 상태인가? | 핵

❷ 부전증은 세포막과 미토콘드리아가 손상된 상태를 의미한다. O, X? | O

❸ 활성산소 중에서도 가장 공격성이 강하고 치명적인 것은 무엇인가? | 과산화지질(ox-LDL)

❹ 염증이 존재한다고 해서 반드시 종양으로 발전하는 것은 아니다. O, X? | O

❺ 해열진통제나 면역억제제를 염증 초기에 사용하는 것은 치료 효과를 저해할 수 있다. O, X? | O

❻ 암 부근에서 체온 상승, 부종, 통증, 출혈 등이 나타나는 것은 무엇의 활성화 증거인가? | 면역반응

❼ 염증 수치가 높아질수록 종양 발생 위험이 증가하는 이유는 스트레스와 독소로 세포막이 손상되어 어떤 상태에 빠지기 때문인가? | 하이폭시아

# 03 암과 면역세포



☑ 암과 면역의 관계는 복잡하지만, 기본적으로 암세포가 발생하면 면역세포들이 이를 감지하고 제거하는 과정으로 이해할 수 있다.

☑ 수지상세포Dendritic cell는 면역계의 경비병 역할을 한다. 수지상세포가 제대로 작용하지 않으면 자가면역질환이나 종양이 발생할 수 있으며, 이는 면역계가 적절하게 암세포를 감지하지 못하거나 정상세포를 공격하게 되는 결과로 이어진다. 수지상세포는 세포독성 T세포를 활성화하고 NK세포를 유도하는 등 면역반응을 조율하는 역할을 한다.

☑ 암을 공격하는 대표적인 면역세포는 T세포, NK세포, 대식세포이다. 이들은 직접적으로 암세포를 인식하고 제거하며, B세포와 수지상세포는 지원 역할을 한다. B세포는 항체를 분비하여 면역반응을 보조하고, 수지상세포는 T세포를 끌어모아 면역반응을 활성화한다.

☑ 암세포가 나타나면 가장 먼저 T세포와 NK세포가 출동하여 암세포를 사멸시키고, 이후 대식세포가 이를 청소한다. NK세포의 증강 효과는 장점막이나 골수에

서 주로 일어나며, 암세포의 괴사 Necrosis 또는 자살 Apoptosis 효과는 암세포 내부에서 발생한다.

☑ NK세포 증강 효과는 면역·항암 작용으로 분류할 수 있고, 암세포 괴사·자살 효과는 직접 항암 작용으로 분류된다.

- AFNC: NK세포 증강 효과+암세포 괴사 효과

- 커큐민 나노복합체: 암세포 자살 효과

- 귀리 베타글루칸, 클로렐라: NK세포 증강 효과

☑ 세균 방어를 담당하는 과립구는 면역계에서 중요한 역할을 한다. 과립구가 부족하면 패혈증에 걸릴 위험이 커지고, 반대로 과립구가 과다하면 만성염증과 종양에 걸리게 된다. 따라서 과립구와 림프구의 균형은 면역 건강에 매우 중요하다.

☑ 항암 치료 중에는 일반적으로 과립구와 림프구 수치가 감소하게 되며, 이로 인해 패혈증, 암 전이, 또는 새로운 암 발생 위험이 증가할 수 있기 때문에 AFNC를 병용해야 한다.

☑ 세포가 감염되거나 손상되면 세포 내 NF-κB가 활성화되어 TNF-α와 인터루킨 같은 사이토카인을 생성한다. 활성화된 사이토카인은 간에서 CRP 합성을 유도한다.

☑ 대식세포와 T세포에서 사이토카인인 IL-6가 분비됨에 따라 CRP(C-Reactive protein, C-반응성 단백질) 혈중농도가 증가하는데, 이 CRP는 죽어가거나 죽은 세포의 표면에 발현된 인지질에 결합하여 대식세포와 백혈구가 세포를 제거하도록 돕는 면역인자로 작용한다.

☑ COX 효소는 PGE2 합성을 돕고, CRP는 세포 청소를 지원한다. CRP가 없으면 죽은 세포가 제대로 제거되지 않아 염증이 지속될 수 있어, 염증세포를 제거하는 과정에서 생성되는 면역인자인 것이다. 원인과 과정 그리고 결과를 보는 시각을 바꿔야 셀메드를 이해할 수 있다. 원인 없이 중간 과정 물질을 원인으로 파악하면 치유가 불가능하게 된다.

## ✔ 팩트체크 　　　　　　　　　　　　　　　　Quiz

❶ 암세포가 발생하면 T세포, NK세포, 대식세포가 먼저 출동하여 암세포를 제거한다. O, X?

O

❷ 수지상세포가 활성화하지 않으면 면역계가 암세포를 제대로 감지하지 못하거나 정상세포를 공격하게 되는데, 수지상세포는 어떤 세포를 활성화하는 역할을 하는가?

세포독성 T세포

❸ B세포는 암세포를 직접 제거하는 주 역할을 한다. O, X?

X (지원 역할)

❹ 귀리에서 얻는 성분으로, NK세포 증강 효과를 가진 것은 무엇인가?

베타글루칸

❺ 면역 균형 유지에 중요한 2가지 면역세포는 무엇과 무엇인가?

과립구, 림프구

❻ CRP가 없으면 이것이 제대로 제거되지 않아 염증이 지속될 수 있다. 이것은 무엇인가?

죽은 세포

#  04 암을 촉진하는 호르몬

🔍 **배경지식**                          Key point

☑ **암을 촉진하는 호르몬으로는 인슐린, 에스트로겐, IGF-1이 대표적**이다. 이러한 호르몬은 세포 성장과 분열을 촉진하는 역할을 하며, 특정 환경에서는 암세포의 증식을 유발할 수 있다.

☑ 특히 **IGF-1과 오메가6 지방산은 성장유전자와 분열유전자를 활성화**시키기 때문에, 암환자에게는 IGF-1과 오메가6가 풍부한 음식, 예를 들어 옥수수와 유제품을 제한하는 것이 권장된다. 유제품에는 IGF-1과 합성된 에스트로겐이 다량 포함되어 있으며, 이는 세포 성장과 분열을 자극할 수 있다. 우유, 치즈, 요구르트, 피자, 과자, 빵, 아이스크림 등의 섭취가 많은 현대 식단에서 이 영향이 더욱 뚜렷하게 나타난다.

☑ 남성과 여성 모두 호르몬 과잉 섭취로 인해 문제가 발생할 수 있다. 테스토스테론 수치가 높으면 전립선암이나 일부 부인암 발생 경향이 있지만, 실제 발생 비율은 에스트로겐 과다에 비해 상대적으로 낮다. 테스토스테론은 안드로겐으로부터 만들어지는 생식호르몬이자 전투 호르몬이며, 일부는 체내에서 여성호르

몬인 에스트로겐으로 전환되기도 한다. 문제는 체내 합성 및 외부에서 섭취된 에스트로겐이 많을 경우 에스트로겐 과활성 상태가 암 발생 위험을 높인다는 점 이다.

☑ 외부 요인으로는 안드로겐 주사(근육주사) 장기 투여, 피임약, 환경호르몬 등이 에스트로겐 활성에 영향을 줄 수 있으며, 이로 인해 유방암, 자궁내막암 등 특정 암 위험이 증가할 수 있다.

☑ 반면, 식물성 에스트로겐은 체내 에스트로겐이 과다할 때는 항에스트로겐 Antagonist 역할을 하고, 부족할 때는 유사 에스트로겐 작용을 하여 조절 기능을 수 행한다. 이러한 작용을 아답토젠 역할이라고 부를 수 있으며, 대표적인 식물성 에스트로겐으로 안토시아닌, 이소플라본 등의 플라보노이드가 있다.

☑ **에스트로겐이 과활성 상태에서는 수용체와 경쟁하여 과도한 에스트로겐 작용 을 완화하고, 갱년기처럼 에스트로겐이 저하된 상태에서는 유사 에스트로겐으 로 부족한 작용을 보완한다.** 즉, 음식과 환경호르몬이 주요 원인이 되는 에스트로 겐 과활성 상태에서 식물성 에스트로겐이 부작용 없이 균형을 조절할 수 있다.

☑ 전립선암 치료에서는 호르몬 요법이 사용되지만, 여성화 등의 부작용이 발생할 수 있다. 이러한 경우에는 영양소 기반으로 접근하여 AFNC로 대체할 수 있다.

☑ 호르몬의 불균형은 에스트로겐 우세 상태에서 비롯된다. 에스트로겐 자체가 문 제라기보다는, 이를 견제하는 프로게스테론과의 비율이 무너지면서 에스트로 겐이 상대적으로 과잉되는 '에스트로겐 우세증'이 핵심적인 문제다. 이러한 상태 는 환경호르몬 노출, 비만으로 인한 지방세포 내 에스트로겐 생성 증가, 스트레 스로 인한 프로게스테론 고갈 등에 의해 발생하며, 결과적으로 유방암과 자궁암 등의 위험을 높일 수 있다.

## ✅ 팩트체크 Quiz

❶ 암은 성장유전자와 발암유전자가 과다 발현된 상태를 말한다. 이 유전자를 억제하는 대표적인 셀메드 영양소는?

AFNC

❷ 불량 호르몬은 암과 자가면역증을 유발한다. 이 호르몬을 해결하는 대표적인 셀메드 영양소는?

유파플렉스

❸ 유제품에 함유되어 있는 IGF-1과 합성된 에스트로겐은 세포 성장과 분열을 자극할 수 있다. O, X?

O

❹ 테스토스테론 과다로 전립선암과 일부 부인암 발생 위험이 커진다. O, X?

O

❺ 우유에 함유된 촉암 물질은?

IGF-1, 여성호르몬

❻ 식물성 에스트로겐이 항에스트로겐 작용과 유사 에스트로겐 기능을 모두 수행하는 조절 작용을 무엇이라 하는가?

아답토젠

❼ 성장·분열 유전자를 활성화해 암환자에게 제한이 필요한 지방산 유형은?

오메가6

# 05 암을 유발하는 구운 고기와 가공육

## Q 배경지식      Key point

☑ 국제암연구소[IARC] 기준으로 붉은색 고기는 2군 발암물질, 가공육은 1군 발암물질로 분류된다. 붉은색 고기가 발암물질인 주된 이유는 IGF-1, 벤조피렌, 단백분해산물 때문이다. 육류에는 성장호르몬인 IGF-1이 다량 존재하며, 구운 고기에서는 벤조피렌이 생성된다. 또한 소화 과정에서 단백질이 분해될 때 아민, 스카톨 등 발암물질이 만들어진다.

☑ **고열 조리 시 발생하는 벤조피렌과 아크릴아미드, 그리고 아질산염과 DMA[Dimetylamine]로부터 생성되는 NDMA[니트로소디메틸아민]는 위암의 중요한 원인으로 알려져 있다.**

- 벤조피렌이 가장 많은 음식: 구운 고기류
- 아크릴아미드가 가장 많은 음식: 커피
- 아질산염이 가장 많은 음식: 햄, 소시지

☑ 가공육이 발암물질로 분류되는 이유는 아질산염과 육류 내 아민류가 반응하여 생성되는 니트로소아민 때문이다. 이 반응은 특히 위에서 일어나며 위암 발생과

밀접한 관련이 있다.

☑ 질산염이 많은 식물과 육고기, 가공육을 함께 섭취하면 공통적으로 대장암 발생이 증가하고, 가공육의 경우 위암이 많이 발생하는 특징이 있다.

☑ 즉, '아질산염+아민류 → 니트로소아민'이라는 반응이 핵심 기전이다. 이 반응은 위산과 황산화 효소에 의해 강력하게 억제될 수 있어서 정상적인 위산 분비와 항산화 영양소 섭취는 발암물질 생성을 줄이는 데 도움을 준다.

☑ 위장 내에서 아질산염과 아민이 반응하여 니트로소아민이 생성될 때, 비타민C나 폴리페놀이 충분히 존재하면 이 반응을 강력하게 차단한다. 따라서 햄이나 소시지를 먹을 때 신선한 채소나 과일(비타민C, 플라보노이드)을 곁들이는 것은 발암 위험을 낮추는 현명한 방법이다.

## ✔ 팩트체크 Quiz

| | |
|---|---|
| ❶ 한국의 위암, 대장암 발생률이 세계 최상위인 원인 음식 4가지는? | 구운 고기, 커피, 상추, 치킨 |
| ❷ 암이 급증하는 이유 중 가장 중요한 발암물질로 추정되는 3가지 물질은? | 벤조피렌, 아크릴아미드, 아질산염 |
| ❸ 붉은 고기 섭취 후 암 발생이 증가하는 이유는? | 성장촉진제, 옥수수 사료, 벤조피렌 |
| ❹ 커피 섭취 시 생성될 수 있는 발암물질은? | 벤조피렌, 아크릴아미드 |
| ❺ 일반 해바라기유를 섭취하면 유방암에 잘 걸리는 이유는? | 하이폭시아, 변성 에스트로겐 생성 |
| ❻ 유방암 발생에 영향을 미칠 수 있는 식습관 요인은? | 유제품(우유), 오메가6가 풍부한 식용유, 가공육 등 |
| ❼ 소고기를 먹고 졸음이 온다면 그 이유는? | 메트헤모글로빈혈증 |
| ❽ 고질산 채소를 섭취하면 어떤 물질로 전환되어 발암물질을 만들 수 있는가? | 질산염>아질산염+아민=니트로소아민 |
| ❾ 아질산염의 전구물질은? | 암모니아 |

# 06 암을 촉발하는 식용유

> ### 🔍 배경지식 · Key point
>
> ☑ 암과 관련된 대표적인 식이 요인으로 흔히 가공육, 일부 채소의 고질산염, 식용유가 언급된다. 이 중 식용유(특히 정제식용유, 반복가열유, 트랜스지방이 포함된 유지)는 염증 유발과 대사질환을 통해 암 발생과 연결될 수 있다.
>
> ☑ 우리 몸에서 오메가6 지방산(리놀레산)은 대사 과정을 거쳐 프로스타글란딘 E$^{PGE}$ 같은 염증·항염 조절 물질을 만든다. 그러나 **과도한 오메가6 섭취+가열·산화된 식용유는 정상적인 대사를 방해하여 염증성 대사산물**(프로인플라메토리, PGE2 등)**을 과도하게 생성시킬 수 있다. 이는 만성염증 → 자가면역질환, 대사질환**(고혈압, 당뇨, 동맥경화)**의 위험을 높인다.**
>
> ☑ 산화된 지방(과산화지방, 트랜스지방)은 호르몬 수용체의 민감도와 호르몬 대사를 교란한다. 이로 인해 에스트로겐, 안드로겐 대사가 비정상적으로 진행될 수 있으며, 결과적으로 호르몬 의존성 암(유방암, 전립선암 등)의 발생 위험을 증가시킬 수 있다.
>
> ☑ 과산화지방, 트랜스지방은 모두 정상 PGE 기능을 억제하고 산화스트레스를 유

발하여 대사질환 및 암 발생과 연관된다.

- 과산화지방: 세포막 손상, 산화스트레스 증가
- 트랜스지방: LDL 증가, HDL 감소, 염증반응 촉진

☑ 세포막의 도미노 붕괴란 지질 과산화로 산화된 지방(활성산소)이 세포막의 불포화지방산을 공격하면, 그 지방산도 라디칼로 변해 옆의 지방산을 공격하는 연쇄반응이 일어난다. 이로 인해 세포막 전체가 순식간에 손상되어 세포 기능이 마비된다. 이를 막기 위해서는 세포막 내에 지용성 항산화제(비타민E, 베타카로틴 등)가 충분히 배치되어 있어야 한다.

## ✪ 팩트체크  Quiz

❶ IGF-1과 오메가6 지방산은 성장유전자와 분열유전자를 활성화하므로, 암환자에게는 IGF-1과 오메가6가 풍부한 음식 섭취를 제한하는 것이 권장된다. O, X?

O

❷ 호르몬 의존성 암의 대표적인 예 2가지는?

유방암, 전립선암

❸ 과도한 오메가6 섭취와 가열·산화된 식용유는 정상적인 대사를 방해하여 ○○○○를 과도하게 생성시킬 수 있다.

PGE2

❹ 과산화지방은 세포막 손상과 산화스트레스를 증가시키고, 트랜스지방은 ○○○ 증가, △△△ 감소, 염증반응 촉진을 유발한다.

LDL/HDL

❺ 과산화지방이 유발하는 세포 및 대사의 문제는?

세포막 손상, 산화스트레스 증가

❻ 트랜스지방은 LDL을 증가시키고 HDL을 감소시키며 염증을 촉진하지만, 과산화지방과 달리 세포막 손상이나 산화스트레스에는 영향을 주지 않는다. O, X?

X

#  07 암세포와 암 줄기세포



☑ 암은 일반적으로 체세포에서 발생하는 체세포암이고, 다른 하나는 줄기세포에서 기원하는 줄기세포암이다. 체세포암은 일반적인 돌연변이 체세포에서 생기며, 비교적 진행이 느리고 예후가 좋은 경우가 많다. 반면, **줄기세포암은 성체줄기세포가 변이되면서 발생하는데, 이 경우 악성도가 높고 예측 불가능하게 진행하며 치료 저항성이 강하다.**

☑ 세포의 종양세포 변화 과정

- 배아줄기세포 → 성체줄기세포 → 체세포
- 체세포 → 성체줄기세포 → 종양세포
- 체세포 → 배아줄기세포 → 악성종양세포

☑ **암 줄기세포와 배아줄기세포의 차이점은 테라토마**^Teratoma**의 유무로 판단**한다. 테라토마는 비정상적으로 분화된 세포로 구성된 종양을 말하며, 기형종이라고 변역된다. 치아·뼈·털·근육 등 서로 다른 조직이 무질서하게 뒤섞여 나타나는 종양이다. 테라토마는 신체기관의 모든 조합법을 가진 DNA, 즉 줄기세포가 '만들

어야 할 신체 부위'에 '만들어야 할 신체'를 인식하지 못하고 제어를 잃어 자기 마음대로 아무 곳에나 아무 신체 부위를 만드는 일종의 '암 종양'으로 분리된다. 일반 암세포는 단순한 세포분열에 불과한 것과 달리 테라토마는 구체적인 DNA 지도를 가지고 만든다.

☑ 종양이 발생하는 근본적인 기전에는 DNA 손상이 중요한 역할을 한다. 활성산소종$^{ROS}$, 환경발암물질, 방사선, 독성 화학물질 등이 DNA에 손상을 일으키면 세포 내 유전자 조절이 무너진다. 활성산소종에 의해 손상되는 주요 영역은 히스톤 단백질, CpG 메틸화 부위, SNP(단일염기다형성), 염기서열 돌연변이 등으로 구분할 수 있으며, 이들이 복합적으로 작용하면 세포는 정상적인 기능을 상실하고 암으로 진행된다.

☑ 손상된 세포가 체세포라면 비교적 순한 성격의 초기 암이 될 가능성이 크고, 손상이 줄기세포에서 발생한다면 악성도가 높고 재발과 전이가 잦은 공격적인 암으로 발전하게 된다. 따라서 일반 체세포가 변이되면 순한 암(저등급 암, 1~2기)이 되지만, 성체줄기세포가 변이되면 포악한 암(고등급 암, 3~4기)으로 진행된다.

☑ 여기서 중요한 역할을 하는 것이 바로 세포막이다. **세포막의 지질 조성이 손상되거나 산화되면 세포는 정상적인 신호를 주고받지 못하게 된다.** 특히 현대 식단에서 문제가 되는 것은 산화된 식용유이다. 이러한 **산화 지질은 세포막을 산화시켜 산화투과율을 떨어뜨리며, 결국 세포막 손상은 세포의 사멸 혹은 암성 변이로 이어질 수 있다.**

☑ 줄기세포성 암세포의 진행 속도는 배아세포가 성장하는 속도와 유사할 정도로 빠르다. 줄기세포성 암세포는 급성 진행성이기 때문에 예측이 불가능하며 대부분 조기 사망한다. 3~4기는 줄기세포성 암세포가 다수이고, 1~2기는 줄기세포성이 아닌 체세포성 암세포라고 볼 수 있다. 1~2기에서 하이폭시아$^{Hypoxia, 저산소 환경}$ 상태가 되면 갑자기 3~4기로 악화될 수 있다. 항암 치료 중 암이 갑자기 커지는

경우가 바로 이 경우이며, 암 줄기세포의 세력을 누르면서 면역력을 강화시키는 것이 암 치료의 핵심 전략이다.

☑ 급성 진행성 암으로 진단되어 몇 개월 만에 사망하는 경우는 대부분 성체줄기세포에서 유래한 암이며, 이 암에서는 MELK라는 유전자가 가장 많다. 성체줄기세포가 변이되면 배아줄기세포로 성격이 변하면서 암세포로 된다. 성체줄기세포가 암이 되면 대부분 말기암이다. 이 암은 매우 불행한 암이다. 발병 후 보통 1년 내에 사망하는 경우가 흔하다. 암이 태아가 커지는 속도로 자라기 때문이다.

☑ 성체줄기세포가 우리 몸에 약 7만 개 정도 있는데 여기에 활성산소와 독소가 들어오면 줄기세포성 암이 발병하게 된다. 이 중에서 더 중요한 것은 활성형 C3G이다. 다당체는 이미 암화된 세포를 제거하는 역할을 하고, C3G는 암 돌연변이를 억제하는 기능을 갖는다. 그러나 일반 C3G는 표적에 가기 전에 분해되므로 나노복합체로 만들어 보내는 기술이 필요하다. 바로 그 기술이 시아플렉스에 적용된 DDS 기술이다. 순수 천연물로 개발된 세계 최초의 나노복합체 안토시아닌-후코이단 복합체이다.

☑ 암세포와 다르게 암 줄기세포는 항암제나 방사선에 죽지 않는다. 암 줄기세포가 억제되거나 세포자멸사해야 재발이 되지 않는다. 전체 암의 5년 생존율이 50%가 넘는 이유는 갑상샘, 유방, 전립선의 경우 암 줄기세포가 없는 0, 1, 2기가 많기 때문이다. 또한, 여성의 암 5년 생존율이 남성보다 10% 이상 높은 이유도 생존율이 높은 0, 1, 2기 상태의 갑상샘암과 유방암이 월등하게 여성에게 많이 발생하기 때문이다.

## ✪ 팩트체크                                                    Quiz

❶ 성체줄기세포가 변이되면 주로 저등급(1~2기) 암으          X
로 진행한다. O, X?

❷ 성체줄기세포성 암에서 가장 많이 발견되는 유전          MELK
자는 무엇인가?

❸ 일반 C3G는 표적에 가기 전에 분해되기 때문에          DDS
나노복합체로 만들어 보내는 기술이 필요하다. 시
아플렉스에 적용된 나노복합체 기술은?

❹ 암 줄기세포와 배아줄기세포의 차이를 구분하는          테라토마(Teratoma, 기
기준이 되는 종양의 이름은?                                    형종)

❺ 암세포와 다르게 암 줄기세포는 항암제나 방사선          O
에 죽지 않는다. O, X?

❻ 세포가 외부 신호와 내부 신호를 정상적으로 주고          세포막
받지 못하게 되는 핵심 구조로, 산화 지질이나 산
화된 식용유에 의해 손상될 경우 세포사멸이나 암
성 변이를 유발하는 것은?

#  저산소와 줄기세포



☑ 저산소 상태는 체내 산소 공급이 부족한 상황으로, 이는 종양 형성뿐만 아니라 자가면역질환을 유발하는 주요 원인이 된다. 정상세포가 받는 가장 강력한 발암 스트레스가 바로 저산소증이다. **활성산소가 체세포암을 만든다면, 저산소증은 줄기세포암을 발생시킨다.** 따라서 저산소는 어떤 활성산소보다 더 강력한 발암 요인이라 할 수 있다.

☑ **핵 내 산소가 부족하면 종양 발생이 촉진되고, 미토콘드리아 내 산소가 부족하면 세포 부전, 세포질 내 산소가 부족하면 염증이 유발**된다. 또한 저산소 상태에서는 세포가 암세포로 변이되며, 이때 NK세포와 대식세포가 출동하여 초기 방어에 나서지만 이 면역 작용이 실패하면 결국 암조직이 형성된다.

☑ **산소포화도가 65% 이하로 떨어지는 저산소 상태에서는 정상 유전자가 암유전자로 전환**되며, 점막과 상피세포에서 아질산이 증가하여 암세포가 형성된다. 아질산염은 ① 아민류와 결합해 니트로소아민(강력한 발암물질)을 생성하고, ② 헤모글로빈과 결합하여 청색증을 유발하며, ③ 미오글로빈과 결합하여 니트로소미

오글로빈을 생성한다. 따라서 **암환자가 아질산염을 섭취하면 적혈구가 파괴되고 저산소증이 악화되며, 위암, 대장암 위험이 커진다.**

- ☑ **저산소 상태에서는 혈관신생(Angiogenesis)이 촉진된다.** 특히 종양, 지방조직, 기능 부전세포에서 혈관신생이 활발하게 일어나 종양의 성장을 가속화한다. 이는 암의 진행과 전이 과정에서 핵심적인 역할을 한다.

- ☑ 저산소 상태에서 우리 몸은 산소량을 증가시키기 위해 순간적으로 산화질소$^{NO}$를 생성한다. 평상시에는 아르기닌이 NOS 효소에 의해 NO로 전환되지만, 응급 상황에서는 $NO_3^-$에서 바로 생성하기도 한다. 그러나 아질산염$^{NO_2}$을 외부에서 보충하는 것은 위험하다. 이는 WHO에서 2군 발암물질로 규정하고 있으며, 청색증, 위암, 대장암을 유발할 수 있다.

- ☑ 암환자 또한 NO 공급원으로 아질산염을 절대 섭취해서는 안 된다. 마찬가지로 저산소증을 유발하기 때문이다. 산화질소 전구체는 반드시 아르기닌 형태로 섭취해야 한다. 동시에 NOS를 활성화하기 위해서는 ROS를 제거해야 한다. 저산소증에 엔오부스터를 활용함으로써 기존보다 2배 이상의 효과를 기대할 수 있다.

- ☑ 저산소 상태에서 발생하는 종양은 대부분 줄기세포성(배아줄기성) 종양으로, 진행 속도가 매우 빠르고 생존 기간이 짧다. 특히 저산소증에서 발현되는 암유전자는 대부분 암 줄기세포 관련 유전자로 예후가 좋지 않다. 정상세포는 저산소 상태에서 암세포로 돌연변이가 되고, 암세포는 반대로 노르목시아(정상 산소 상태)에서는 세포자멸사에 들어간다.

- ☑ 저산소증은 다양한 요인에 의해 발생한다. 혈압약, 동맥경화, 빈혈, 산화된 식용유 등이 주요 원인으로 작용한다. 또한 스트레스와 발암물질$^{Carcinogen}$에 동시에 노출될 경우 저산소증은 진행성 암으로 이어질 수 있다.

- ☑ 태아는 발달 과정에서 저산소 상태를 경험한다. 발생 초기에는 세포가 활발히 분화하기 때문에 저산소 환경이 극대화되며, 이후 태반 발달과 함께 점차 산소

공급이 개선된다. 세포 분화에는 산소가 필요하며, 줄기세포는 분화와 분열을 동시에 할 수 있기 때문에 저산소 환경의 영향을 크게 받는다.

☑ 성체줄기세포 역시 미세환경(Niche)에서 정지 상태를 유지하다가 필요시 분열·분화하여 조직과 기관을 재생한다. 그러나 저산소 상태에서 독소에 노출되면 성체줄기세포가 변성되어 줄기세포성 암으로 발전할 수 있다. 이 현상은 이른바 퍼펙트 스톰 Perfect storm이라 불리며, 급성 진행성 암의 주요 메커니즘이다.

☑ **저산소증은 단순히 산소 부족을 의미하는 것이 아니라, 염증·면역·후성유전·혈관신생·줄기세포 변이를 연쇄적으로 유발하는 발암의 핵심 메커니즘**이다. 따라서 암 예방과 치료에서 중요한 전략은 저산소 상태를 완화하고, 아질산염의 섭취를 피하며, 항산화 영양소와 면역조절을 통해 세포의 산소 항상성을 유지하는 것이다.

☑ 정상세포는 산소를 이용해 미토콘드리아에서 에너지를 효율적으로 만든다. 반면, 암세포는 산소가 충분해도 산소를 쓰지 않고 당을 발효(해당작용)시켜 에너지를 얻는 비효율적인 방식을 택한다. 이를 바르부르크 효과라고 한다. 저산소증을 개선하여 세포가 정상적인 산소 호흡을 하도록 유도하는 것은 암세포의 대사를 억제하는 중요한 전략이다.

## ✪ 팩트체크                                    Quiz

❶ 아질산염(NO₂⁻) 섭취는 NO 생성을 돕기 때문에 저
산소증 암환자에게 유익하다. O, X?

X

❷ 저산소 상태에서 체내 산소량을 증가시키기 위해
순간적으로 생성되는 신호물질은 무엇인가?

산화질소(NO)

❸ 급성 진행성 암의 주요 메커니즘으로, 저산소 상태
에서 독소에 노출되면 성체줄기세포가 변성되어
줄기세포성 암으로 발전하는 현상은?

퍼펙트 스톰(Perfect storm)

❹ 암환자에게 추천되는 산화질소 전구체 형태는?

아르기닌

❺ 암 예방과 치료를 위하여 궁극적으로는 저산소 상
태를 완화하고 세포 내 ○○ ○○○을 유지해야
한다.

산소 항상성

❻ 저산소 상태에서 발생하는 종양은 대부분 체세포
성 종양으로, 진행 속도가 매우 빠르고 생존 기간
이 짧다. O, X?

X (줄기세포성)

❼ 암 줄기세포가 되는 가장 중요한 원인은?

저산소증

# 09 일반 식용유와 노유파 NOEUFA



☑ 모든 연질캡슐은 베이스 오일이 50% 이상 들어가야 한다. 베이스 오일로 사용되는 콩기름, 해바라기기름, 옥수수기름 등이 함유되는데, 대부분 제품은 100% 산화·변성된 기름이다. 이런 **베이스 오일 캡슐 제품을 장기간 섭취하면 세포막이 산화되거나 변성되어 부전 또는 종양의 원인이 되는 저산소증을 유발하게 된다.**

☑ 산화된 식용유는 체내 산소포화도를 떨어뜨려 정상 유전자가 암유전자로 발현되도록 만든다. 즉, **산화된 기름은 저산소증을 일으키는 가장 직접적인 식이 원인 중 하나**이다. 정상적인 산소 대사 환경$^{Normoxia}$을 유지하지 못하면 암세포 형성과 종양 성장은 가속화된다.

☑ 반면에 노유파(Non Oxidized Essential Unsaturated Fatty Acid)는 정상적인 산소 환경을 유지하도록 돕는 산소자석과 같은 역할을 한다. **산화되지 않은 노유파는 세포막과 호르몬의 합성에 직접적으로 기여하며, 특히 세포가 정상적으로 기능하는 데 필수적인 활성형 세포막을 만들어낸다.**

☑ 암 발생과 깊은 관련이 있는 HIF-1α$^{Hypoxia-Inducible\ Factor-1\ alpha}$는 저산소 환경에서

활성화되어 암세포의 분열과 증식을 촉진하는 중요한 인자이다. 노유파는 이 HIF-1α의 발현을 강력하게 억제하는 작용을 한다. 다시 말해, 산화된 기름이 암유전자의 발현을 촉진한다면, 노유파는 반대로 암유전자 발현을 차단하는 항암적 역할을 수행하는 것이다.

☑ 따라서, **산화되지 않은 좋은 기름을 선택하고 저산소 상태를 개선하는 것은 암 예방과 재발 방지에 있어 핵심적인 생활습관**이라 할 수 있다. 특히 노유파는 단순히 영양소를 넘어 항암 보조제로 기능할 수 있으며, 항암 치료 과정에서도 필수적인 영양 성분으로 평가된다.

☑ 세포막은 딱딱한 벽이 아니라 기름이 둥둥 떠다니는 것 같은 유동적인 상태여야 한다. 노유파(Cis-불포화지방산)는 굽은 구조를 가져 세포막 사이에 공간을 만들어 유동성을 높인다. 이 틈으로 산소와 영양소가 들어오고 노폐물이 나간다. 반면, 트랜스지방이나 산화된 지방은 일직선 구조로 세포막을 딱딱하게 만들어 물질 이동을 차단하여 세포 질식을 유발한다.

## 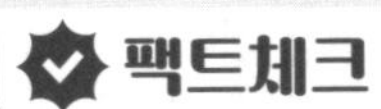 팩트체크 Quiz

❶ 산화·변성된 기름을 장기간 섭취하면 세포막이 산화되거나 변성되어 부전, 종양의 원인이 되는 ○○○○을 유발한다.

저산소증

❷ 일반 식용유 과다 섭취로 증가할 수 있는 불포화 지방산 중 염증을 촉진하는 지방산은?

오메가6 지방산

❸ 노유파가 억제하여 암세포 증식과 분열을 억제하는 주요 인자는?

HIF-1α

❹ 노유파는 세포막과 호르몬의 합성에 직접적으로 기여하며, 세포가 정상적으로 기능하는 데 필수적인 ○○○ ○○○을 만들어낸다.

활성형 세포막

❺ 산화된 식용유는 체내 산소 대사를 방해하여 유전자의 발현 환경을 비정상적으로 만들 수 있다. O, X?

O

❻ 산화된 식용유는 체내 산소 대사에 간접적으로만 영향을 주며 암유전자 활성화에는 관련이 없다. O, X?

X

# 저산소증 OCNT

## 🔍 배경지식　　　　　　　　　　　　　　　Key point

☑ **저산소증은 단순히 산소가 부족한 상태에 머무르지 않고 전신적인 대사 불균형과 염증반응을 동반**한다. 특히 부정수소·다수소증 상태에서는 활성산소와 각종 독소가 증가하여 자율신경계 세포를 손상시키고, 그 결과 전신 염증반응과 면역 불안정성을 유발한다. 이러한 환경은 암세포가 성장하고 전이되는 데 유리한 토양이 된다.

☑ 이를 해결하기 위해 OCNT는 **여러 영양소와 복합적인 작용을 통해 저산소증을 교정하고, 정상적인 산소 상태를 회복시키는 것을 목표**로 한다.

☑ **시아플렉스는 eNOS를 활성화하여 산화질소의 생성을 촉진함으로써 혈류 개선과 저산소증 완화에 기여한다.** 이 과정에서 불필요한 신생혈관의 비정상적 성장을 억제하는 효과도 나타난다.

☑ 엔오부스터는 직접적으로 NO(산화질소) 생성을 증가시켜 혈관을 확장하고 산소 공급 능력을 높인다.

☑ AFNC에 함유된 C3G는 NOS 수치를 최대 50%까지 증가시켜 NO의 생성을

강화한다.

☑ 헤모플렉스는 산소와 결합해 이를 효과적으로 운반하는 역할을 하며, 혈액 내 산소포화도를 유지한다.

☑ 뉴타플렉스는 산소 발생을 유도하여 혈액과 조직에 직접적으로 산소를 보충하는 기능을 한다.

☑ 유파플렉스는 손상된 세포막을 복구하고 안정화시켜 산소가 세포 내부로 원활히 유입될 수 있도록 돕는다.

☑ 즉, 노유파는 세포막으로 산소를 끌어당기고, 엔오부스터는 혈관을 팽창시켜 산소를 펌핑하고, 헤모플렉스는 산소를 결합시켜 운반하고, 뉴타플렉스는 산소를 발생시킨다. 이러한 과정이 유기적으로 작동하면서 저산소증이 개선된다.

☑ 결국 OCNT를 통해 정상 산소 상태인 노르목시아 Normoxia가 회복되면, 암 줄기세포는 더 이상 악성 성장을 지속하지 못하고 성체줄기세포나 체세포로 전환된다. 이는 암세포의 증식을 억제하고 정상세포 기능 회복을 촉진하는 핵심적인 기전으로 작용한다.

☑ 조직으로의 산소 전달에는 조건이 있다. 혈액 속에 산소가 많아도 조직으로 전달되지 않으면 소용이 없다. 적혈구가 싣고 온 산소를 조직에 내려놓기 위해서는 pH가 낮아지고(산성), 이산화탄소 농도가 높아야 한다(보어 효과). 대사가 활발한 조직은 $CO_2$가 발생해 산소를 더 잘 받는다. 적절한 유산소운동과 혈류 개선은 이 보어 효과를 극대화하여 말초 조직의 저산소증을 해결한다.

## ✅ 팩트체크 　　　　　　　　　　　　　　　Quiz

❶ 진행성 악성종양을 유발하는 가장 큰 요소는? ┆ 저산소증

❷ 저산소증의 원인물질 2가지는? ┆ 식용유, 아질산염

❸ 진행성 종양의 발생과 살고 죽는 생사를 결정하는 것은? ┆ 산소와 기름

❹ 저산소 상태와 국소 저체온증은 암을 유발한다. 이 상태를 동시에 해결하는 대표적인 영양소는? ┆ 뉴타플렉스

❺ 폐로 들어온 산소가 세포로 들어가게 하려면? ┆ 아침저녁으로 유파플렉스 섭취

❻ 산화질소(NO)는 혈관을 확장하여 산소 전달을 증가시키는 중요한 물질이다. O, X? ┆ O

❼ 저산소증 상태에서는 활성산소(ROS) 생성이 감소하여 염증반응이 안정되는 경향이 있다. O, X? ┆ X (저산소증 → ROS 증가 → 염증 악화)

❽ 정상 산소 상태인 노르목시아로 회복되면 종양 미세환경도 안정되며 암세포 증식이 억제되는 경향이 있다. O, X? ┆ O

# 저산증

## 🔍 배경지식        Key point

- ☑ 우리 몸은 산소가 부족하거나 산소 요구량이 증가할 때 혈관 내피세포에서 NOS 중에서도 eNOS가 활성화되어 산화질소[NO]를 생성하는 자동 조절 시스템을 가지고 있다. **NO는 혈관을 확장시켜 혈류와 산소 공급을 개선함으로써 저산소 상태를 완화**한다.

- ☑ 그러나 외부에서 과도하게 유입되는 질산염이나 아질산염은 이러한 내인성 NOS·NO 자동 조절 시스템에 부정적인 영향을 미칠 수 있다. 결과적으로 산화질소의 균형이 깨지면서 저산소증과 더불어 대사적 불균형, 즉 저산증이 가속화된다.

- ☑ 저산증이 지속되면 체내 대사와 면역 균형이 무너져 다양한 질환으로 이어질 수 있다. 대표적으로는 여드름, 습진, 아토피, 알레르기질환, 백반증, 손발톱 약화, 갑상샘기능항진증 및 기능저하증, 자가면역질환(루푸스, 쇼그렌증후군, 크론병, 류마티스 관절염, 건선), 대상포진, 빈혈, 당뇨병, 간염, 천식, 위궤양, 위암, 역류성식도염, 소화불량, 장내 가스 팽만 등이 있다.

☑ 이러한 과정의 근본에는 유전자의 변이와 발현 이상이 있다. 유전자 변이가 일어나면 암세포로 진행될 수 있다. 특정 유전자가 과발현되면 암이나 자가면역질환으로 이어질 수 있으며, 저발현되면 세포 기능 억제나 만성질환 발생으로 연결된다.

☑ 정상세포는 독소, 산화스트레스, 만성염증 등에 의해 손상되면 염증세포로 전환된다. 염증세포는 다시 자기 복제를 통해 염증반응을 확산시키므로 주의가 필요하다. 반대로, 손상된 세포가 정상세포로 회복되는 것을 OCNT(세포교정영양요법)라고 한다. 이 회복이 원활히 일어나기 위해서는 체내의 자연치유력이 충분히 유지되어야 한다.

☑ **염증이란 기본적으로 면역 사이토카인의 과발현 상태를 의미하고, 염증세포란 세포막이 산화·변성되어 정상 기능을 잃은 세포를 지칭한다.**

☑ 소화기 환경도 저산증과 밀접한 관계가 있다. 헬리코박터균은 인류와 수십만 년간 공생해온 세균이지만, 위산 분비가 감소하면 그 수가 급격히 증가한다. 특히 장기간의 PPI(위산억제제) 사용은 위산을 억제하여 헬리코박터 증식을 촉진하는 주요 요인으로 알려져 있다.

☑ 종양이나 자가면역질환 환자의 경우에는 단순히 저산소증만 있는 것이 아니라 저산소증과 저산증이 동시에 존재하는 경우가 많다. 즉, 세포 내·외부 산소 불균형과 대사 산성화가 복합적으로 작용하여 병리적 환경을 심화시키는 것이다.

☑ 저산증은 위산 분비가 충분하지 않아 나타나는 대사적 불균형 상태로, 여러 소화기 질환과 만성질환의 원인이 될 수 있다. 저산증의 주된 원인은 현대인의 단당류 과다 섭취이다. 단당류 위주의 식습관은 위산 분비를 억제하여 위 환경을 약화시키고, 결과적으로 병원성 세균의 증식을 유도하며 면역 균형에도 부정적인 영향을 준다.

☑ 반대로, 다당류를 섭취하면 상황이 달라진다. 다당류는 소화가 쉽지 않기 때문

에 이를 처리하기 위해 위 운동이 활발해지고 동시에 위산 분비를 촉진하는 호르몬이 분비된다. 이 과정에서 위산이 충분히 분비되어 섬유질이 저분자화되며 위 환경이 정상적으로 유지된다.

☑ 이러한 관점에서 OCNT에서는 저산증을 다루기 위해 원인요법제로서 비오플렉스와 시아플렉스 미네랄 죽염이 저산증의 근본 원인을 해결하는 데 초점을 맞춘다. 특히 비오플렉스는 3종의 식이섬유와 위점막 보호 성분을 함유한 포스트·신바이오틱스로, 위산 분비를 촉진하고 장내 유익균의 필수영양소로 작용한다. 이를 통해 소화기 환경을 정상화하고 저산증 개선에 도움을 준다.

☑ 하트베리 블랙은 저산증으로 인한 증상 완화를 돕는 대표적인 대증요법제이다. 항산화 성분이 풍부하여 위 점막을 보호하고, 저산증으로 인해 발생할 수 있는 산화스트레스와 염증반응을 완화한다.

☑ 더 나아가, 매일 하트베리 블랙이나 사과를 섭취하는 습관은 위산 분비를 유지하고 저산증을 방지하는 효과가 있다.

☑ 위와 식도 사이의 하부식도괄약근 LES은 위산 농도가 충분히 높을 때 꽉 닫히도록 설계되어 있다. 이를 밸브 이론이라 하는데, 위산이 부족(저산증)하면 괄약근이 느슨해져 오히려 역류가 발생한다. 역류성식도염 환자에게 제산제가 아닌 위산 보충이 필요한 이유가 바로 이 때문이다.

## ✅ 팩트체크                                                    Quiz

❶ 산소가 부족하거나 산소 요구량이 증가할 때 활성 화되어 산화질소(NO)를 생성하는 효소는?    NOS

❷ 저산증은 ○○ 분비가 충분하지 않아 나타나는 대 사적 불균형 상태이다.    위산

❸ 저산증의 주된 원인이 되는 식습관은?    단당류 과다 섭취

❹ 우리 몸은 산소가 부족할 때 NOS가 억제되어 혈 관이 수축된다. O, X?    X

❺ 장기간의 PPI(위산억제제) 사용은 위산을 억제하여 ○○○○○○의 증식을 촉진하는 주요 원인이 된다.    헬리코박터균

❻ 종양 환자에게는 저산소증만 존재하고 저산증은 거 의 발생하지 않는다. O, X?    X (동시에 존재)

❼ 다당류 섭취는 위산 분비를 억제하여 위 환경을 약화시킨다. O, X?    X (위산 분비 촉진)

❽ 천연의 위산 공급원은 ○과 △△이다.    물/소금

# 암 종류별 원인과 예후



## 🔍 배경지식　　　Key point

### ❶ 유방암

☑ 유방암의 주원인은 합성 에스트로겐과 제노에스트로겐, 그리고 산화되거나 변성된 식용유이다. 합성 에스트로겐은 의약품 형태로 장기 복용 시 체내 호르몬 균형을 깨뜨려 유방 세포의 과도한 증식을 유발한다. 제노에스트로겐은 환경호르몬으로 플라스틱, 농약, 일부 화장품 등에 존재하며 체내 수용체에 결합함으로써 정상 호르몬 기능을 방해하고 유방암 발생 위험을 높인다. 특히 에스트로겐 중에서 강력한 호르몬인 에스트라디올은 유방 조직 내 세포 증식을 촉진하여 유방암 발생에 중요한 역할을 한다.

☑ 또한, 식습관 역시 유방암 발생에 큰 영향을 미친다. 산화되거나 변성된 식용유는 체내 산화스트레스와 저산소증을 유발하며, 세포막을 산화시켜 암세포 발생 위험을 높인다. 한편, 산화되지 않은 신선한 기름, 예를 들어 노유파는 세포막을 활성화하고 정상 산소 상태를 유지하도록 도와 저산소증을 해결하며, 암유전자의 발현을 억제하는 역할을 한다. 따라서 산화된 기름의 섭취를 줄이고, 노유파

와 같은 질 좋은 기름을 섭취하는 것은 유방암 예방과 암 재발 방지에 매우 중요하다.

☑ 시아플렉스는 여성호르몬 조절 아답토젠으로 작용한다. 체내 에스트로겐이 과도할 경우 Antagonist로 작용하여 호르몬 활성을 억제하고, 부족할 경우 Agonist로 작용하여 호르몬 균형을 유지한다.

☑ C3G는 에스트로겐의 과활성을 억제하여 유방암 발생을 막거나 진행을 억제하며, 타목시펜과 병용해도 문제없이 작용한다. 오히려 에스트로겐과 길항적으로 작용하여 시너지 효과를 발휘할 수 있다.

☑ 안젤란은 종양 제거와 난소 건강 유지에 도움을 준다. 종양 제거 기전은 NK세포를 증가시켜 암세포를 공격하는 것이며, 난소를 젊게 하는 기전은 마크로파지가 식세포작용으로 낡은 난소 세포를 제거하는 과정이다. 종양 제거를 목적으로 섭취할 경우에는 하루 12g을 권장하며, 암환자 특히 유방암과 난소암 환자도 안전하게 섭취할 수 있다.

☑ 결론적으로, **유방암 예방과 관리에는 호르몬 균형 유지, 산화되지 않은 좋은 기름 섭취, C3G와 시아플렉스 활용, 면역 기능 강화, NK세포 활성화, 산화스트레스 관리가 모두 필수적이며, 생활습관과 식습관을 함께 조절할 때 가장 효과적이다.**

## ❷ 위암

☑ 위암은 주로 40대 이후에 많이 발생하는데, 그 이유는 나이가 들면서 위산 분비와 체내 항산화 능력이 급격히 감소하기 때문이다.

☑ 흔히 위암의 원인으로 맵고 짠 음식이 지목되지만, 실제 주된 발암 요인은 커피와 기름이다.

## ❸ 백혈병

☑ 반도체 산업현장에서는 백혈병 발생률이 일반 산업군에 비해 상대적으로 높게 나타난다. 주된 원인은 반도체 공정에서 사용되는 발암물질인 벤젠과 같은 유해 화학물질 때문이다.

☑ 백혈병 세포는 일반 정상 혈액세포와 달리 산화스트레스에 민감하다. 시아플렉스는 이러한 백혈병 세포 내에서 과산화수소 생성을 유도하여 세포 내 미토콘드리아를 손상시키고, 결국 세포사멸을 촉진한다. 이 과정을 통해 백혈병 세포의 증식과 생존을 억제할 수 있다.

☑ 또한, AFNC와 병용하면 백혈병 치료에서 완치율을 높이고 재발률을 낮추는 효과가 기대된다. AFNC는 활성형 후성유전영양소로서, 유전자 발현을 정상화하여 암세포의 악성 진행을 억제하고, 면역세포 활성화를 도와 항암 효능을 높이는 역할을 한다.

## ❹ 간암

☑ 간암의 주요 원인 중 하나는 비알코올성지방간 NASH, Non-Alcoholic Steatohepatitis 이다. NASH는 알코올과 관계없이 간세포에 지방이 축적되어 염증과 섬유화를 동반하는 상태를 말한다. 이 상태가 장기간 지속될 경우 간세포가 손상되고 변형되면서 간암으로 진행될 수 있다.

☑ 간은 우리 몸의 거대한 필터이다. 혈액 속을 돌아다니는 암세포(순환 종양세포)의 상당수가 간의 쿠퍼세포(대식세포)에 의해 걸러지고 제거된다. 간 기능이 저하되면 이러한 여과 기능이 떨어져 암세포가 다른 장기로 전이될 확률이 높아진다. 따라서 모든 암 치료에서 간 기능 보호는 필수적이다.

## ✔ 팩트체크                                                      Quiz

❶ 유방섬유낭종 등의 유방질환은 ○○○○ 부족과
　관련이 매우 깊다.                                               식이섬유

❷ 유방섬유낭종을 유발하는 카페인, 테오필린, 테오
　브로민을 ○○○○○이라고 한다.                                  메틸크산틴

❸ 유방섬유낭종은 ○○○○○○○의 과다로 발생
　한다.                                                           제노에스트로겐

❹ 이 미네랄이 결핍되면 에스트로겐에 민감해지면서
　유방암과 유방섬유낭종에 잘 걸린다. 이것은 무엇
　인가?                                                          요오드

❺ 지용성 비타민 중 세포 분열을 조절하는 역할을
　하는 비타민 2가지는?                                           비타민A, 비타민D

❻ 세포 분열을 조절하는 작용이 있어 유방섬유낭종,
　유방암에 처방하는 필수지방산은?                                ALA

❼ 에스트라디올을 에스트론으로 변화시켜 암의 진행
　을 늦추거나 억제할 수 있는 비타민은?                           비타민K

## ✪ 팩트체크            Quiz

**❽** 난소암에 가장 많이 존재하는 항원은 CA125다. 이 항원의 표면적을 증가시키는 대표적인 항암제 2가지는 ○○○○○과 △△△△△이다.     카보플라틴/파클리탁셀

**❾** 우유에는 ○○○○○과 △△△△△이 과다하게 함유되어 유방섬유낭종을 촉진한다.     에스트로겐/성장호르몬 (성장, 변성)

**❿** 시아플렉스는 백혈병 세포에서 ○○○○○ 쟁성을 유도해 미토콘드리아를 손상시키고 세포사멸을 유도한다.     과산화수소

**⓫** 백혈병 치료에서 AFNC의 주요 작용은 유전자 ○○ 정상화이다.     발현

**⓬** 40대 이후 위암이 다발하는 이유는 위산 및 항산화력이 급격하게 감소되면서 ○○○○○○이 급증하기 때문이다.     니트로소아민

**⓭** 반도체 산업 공정에서 사용되는 발암물질 중, 백혈병 위험 증가의 주요 원인으로 알려진 물질은?     벤젠

# 13 표준 항암제 효과의 한계와 대안

## Q 배경지식 Key point

☑ 항암제의 승인 기준은 매우 제한적이다. 일반적으로 암세포의 절반 정도가 28일 이내에 감소하면 승인이 가능하다. 즉, **① 유효기간은 28일, ② 종양 축소율은 50%**라는 단순한 지표가 승인 조건으로 사용된다. 그러나 이러한 기준은 환자의 장기 생존이나 삶의 질과는 직접적인 연관이 적다.

☑ 실제로 FDA에서 승인된 항암 신약 48개를 분석한 결과, 평균 생명 연장 기간은 고작 2.1개월에 불과했으며, 5년 생존율 증가 효과는 2.5% 미만이었다. 대표적인 예로 리보세라닙의 임상 결과를 보면, 위약군의 중앙 생존 기간이 5.13개월, 리보세라닙군이 5.78개월로 불과 0.65개월(약 20일)의 차이만 보였다. 그런데도 이 약을 개발한 회사는 한때 시가총액이 10조 원을 넘었을 정도로 고평가되었다. 그러나 실제 환자 입장에서 본다면 극적인 효과와는 거리가 멀다.

☑ **항암제의 효과가 제한적인 이유는 단순히 암세포 크기를 줄이는 데만 집중했기 때문**이다. 암의 재발 원인은 면역력 억제와 암 줄기세포인데, 항암제는 이런 근본적인 문제를 해결하지 못한다. 또한 항암제는 독성이 강한 '극약'에 가까워서

일부 환자는 이겨내지만 대다수는 부작용과 체력 고갈로 치료를 이어가지 못한다. 혈액암의 경우 만성에서는 약 80%, 급성에서는 약 60% 정도 완치율을 보이지만, 재발 시 사망률은 급격히 증가한다. 따라서 **완치 전후로는 반드시 면역 관리와 해독 관리가 병행되어야 한다.**

- ☑ 반려견이 항암 치료를 받으면 사람과 달리 의지나 정신력이 없기 때문에 항암제 독성을 버티지 못하고 빠르게 포기한다. 이는 항암제가 인간에게도 '정신력으로 버텨내야 하는 독성 치료'임을 방증한다. 결국, 인간의 항암요법이 실패하는 근본 이유는 의지와 체력이 독성에 의해 서서히 소진되기 때문이다.

- ☑ 결론적으로, 항암요법과 방사선요법은 종양 크기를 줄이는 '대증요법'일 뿐이며, 암을 근본적으로 해결하기 위해서는 그 원인을 차단해야 한다. 암의 원인은 발암물질, 저산소증, 면역력 저하이므로, 치료 전략의 초점은 발암물질 제거, 저산소증 개선, 면역력 강화에 맞추어져야 한다. 이러한 점에서 **OCNT는 단순히 종양 크기를 줄이는 것이 아니라 병인을 해결하고 면역력을 회복시켜 근본적인 치료를 가능하게 하는 대안으로 제시**된다.

- ☑ 암세포의 항암제가 들어오면 방어막으로 'P-당단백질'이라는 펌프를 이용해 약물을 세포 밖으로 퍼내 버린다. 이를 다제내성 MDR이라 하며, 한 가지 항암제에 내성이 생기면 구조가 다른 다른 항암제에도 동시에 내성을 갖게 되는 원인이다. 천연물(플라보노이드 등) 중에는 이 펌프 작용을 억제해 항암제 감수성을 높이는 성분들이 있다.

## ✅ 팩트체크 Quiz

| | |
|---|---|
| ❶ 암 줄기세포(CSC)는 항암제 치료에 있어 중요한 재발 원인 중 하나이다. O, X? | O |
| ❷ 항암제 승인 시 흔히 사용되는 종양 축소율과 기간 기준은 무엇인가? | 종양 크기 50% 감소, 28일 이내 |
| ❸ 항암 치료의 부작용 때문에 지속이 어려운 치료 요소 2가지는? | 독성(Toxicity), 체력 소진 또는 삶의 질 저하 |
| ❹ 치료 기간을 무한정 연장하면 항상 생존율이 증가한다. O, X? | X (여러 연구에서 항암제 치료는 PFS 증가에는 효과적일 수 있으나, 전체 생존 기간(OS)의 의미 있는 연장은 드문 경우가 많다.) |
| ❺ 항암제의 한계는 암 줄기세포를 제거하지 못하고 면역 억제를 유발하기 때문에 재발을 막는 데 충분하지 않다는 점에 있다. O, X? | O |
| ❻ OCNT 접근법은 종양 크기보다 '발암 원인 차단'과 '면역력 회복'에 중점을 둔다. O, X? | O |

# 표준 항암 치료 부작용

## 🔍 배경지식     Key point

- ☑ 항암제는 크게 세포독성항암제, 표적항암제, 면역항암제, 호르몬항암제로 나눌 수 있다.

- ☑ 세포독성항암제에는 백금제제(시스플라틴), 알킬화제(사이클로포스파미드), 안트라사이클린제제(독소루비신) 등이 포함된다. 이들은 암세포뿐만 아니라 정상세포까지 동시에 공격하기 때문에 부작용이 매우 심각하다. 실제로 세포독성항암제는 가장 강력한 발암물질 중 하나로 꼽히며, 항암 치료 과정에서 새로운 암을 유발할 위험성도 크다.

- ☑ 표적항암제는 베바시주맙(아바스틴), 소라페닙(넥사바)과 같이 정상세포보다 암세포에서 더 많이 발현되는 특정 유전자나 신호경로를 공격한다. 그러나 이들 약물 역시 내성이 빠르게 생기며, 생존 기간 연장 효과는 평균 1.2~2.1개월에 불과하다. 실제로 고가의 치료임에도 불구하고 효과가 있을 확률은 약 15% 정도에 머무른다.

- ☑ 면역항암제는 키트루다, 여보이와 같이 면역관문억제제가 대표적이다. 이들은

T세포가 암세포를 더 효과적으로 공격할 수 있도록 면역억제 신호를 차단한다. 하지만 T세포만을 표적으로 하기 때문에 면역계의 복잡성을 충분히 반영하지 못하며 실제 효과도 제한적이다. 간암 환자의 경우 면역항암제 치료 후 59일 이내에 급격히 사망하는 사례가 약 20% 정도 나타나는데, 이는 호중구·림프구 비율[NLR]이 높은 환자에게서 급성 진행이 일어나기 때문이다. 호중구가 많아지면 강력한 산화스트레스가 발생해 암이 더 악화될 수 있다.

☑ 호르몬항암제 중 대표적인 것은 타목시펜으로, 에스트로겐 수용체에 결합하여 종양세포 성장을 억제한다. 그러나 자궁암, 우울증, 홍조, 갱년기 증상 등 다양한 부작용이 동반된다.

☑ 이처럼 **표준 항암요법은 암세포를 줄이는 데 일시적인 효과를 보이지만, 내성 발생과 암 줄기세포의 생존 때문에 장기적인 치유에는 한계가 있다.** 또한 항암제와 방사선치료는 정상 면역세포까지 파괴하여 자연면역력을 저하시키므로 **항암 치료만으로는 암을 근본적으로 극복하는 것은 사실상 불가능하며, 보조적인 면역·항산화적 접근이 병행되어야 한다.**

☑ **면역항암 치료를 받을 때는 반드시 AFNC를 병용해야 한다.** 삶과 죽음은 호중구, 즉 과립구의 수와 기능에 의해 결정될 수 있으며, 특히 호중구가 분비하는 일중항산소가 면역항암제 실패와 급성 진행의 원인으로 추정된다.

☑ 실제 통계에서 5년 완치율이 70%에 달하는 이유는 항암제가 효과적이어서가 아니라, 0기, 1기, 2기와 같이 조기 발견된 환자들이 많기 때문이다. 반대로 진행성 암환자의 경우에 항암제가 생존을 유의미하게 연장하지 못한다는 사실은 이미 여러 임상 연구에서 확인되었다.

## ✔ 팩트체크                                              Quiz

❶ 항암제의 장기 치료 한계는 암 줄기세포와 내성, 면역력 저하 때문이다. O, X?

> O

❷ 안트라사이클린제제(독소루비신) 등과 같이 암세포와 정상세포를 동시에 죽이는 항암제를 ○○○○○○○라고 한다.

> 세포독성항암제

❸ 5년 완치율이 높은 이유는 항암제 효과 때문이 아니라 ○○○○ 때문이라고 할 수 있다.

> 조기발견 (0~2기 환자 비율이 높기 때문)

❹ 타목시펜은 호르몬항암제로서 부작용이 거의 없다. O, X?

> X (자궁암, 우울증, 홍조, 갱년기 증상 등 부작용 있음)

❺ 항암 치료만으로 근본적인 암 극복이 불가능한 이유 3가지는?

> 발암물질 존재, 저산소증, 면역력 저하

❻ 면역항암제는 T세포만을 표적으로 하기 때문에 면역계 전체의 복잡성을 충분히 반영하지 못한다. O, X?

> O

# 암피로증후군 CRF

🔍 **배경지식**　　　　　　Key point

☑ **암피로증후군 CRF은 암의 진행 또는 항암 치료 중 가장 흔하게 발생하는 부작용**으로, 암 치료 과정에서 반드시 관리해야 할 핵심 지표이다.

☑ National Cancer Institute(2006)의 CRF 정의

- 무력감으로 표현됨

- 불현듯 나타나며 활동이나 노력과는 무관함

- 잠이나 휴식으로 회복되지 않음

- 항암 치료 후에도 지속됨

☑ 실제로 암환자들이 호소하는 CRF 증상은 눈 피로, 다리 피로, 전신 피곤, 어깨 강직, 무력감, 집중력 저하, 권태감, 졸림, 분노 증가, 신경질, 조급증, 체중 감소, 식욕 부진 등 매우 다양하다. 암피로증후군은 단순한 피로를 넘어 환자의 삶의 질을 급격히 저하시킬 뿐만 아니라 생존율에도 직접적인 영향을 미친다.

☑ CRF의 주요 원인

- 암세포의 성장으로 인한 정상세포 에너지 고갈

- 화학요법 및 방사선요법에 따른 정상세포 손상

- 암세포와 항암 치료 과정에서 발생하는 활성산소종 ROS

☑ 항암제는 암피로증후군의 가장 중요한 원인으로 꼽히며, 항암 치료 후 백혈구 감소증, 혈소판 감소증, 면역력 저하 등과 함께 새로운 암 발생 가능성을 높인다.

☑ **철은 암피로증후군 관리에서 중요한 미네랄**이다. 정상세포는 철을 통해 항산화·해독 기능을 유지하지만, 암세포는 황산화 효소가 거의 없어 활성산소에 취약하다. 특히 **과량의 철은 Ferroptosis**(철 의존적 세포사멸)**를 유발하여 암세포를 죽일 수 있다.** 따라서 철은 암세포에는 치명적이지만 정상세포에는 방어기전 덕분에 안전하다.

☑ **항암 치료 중 발열이 발생하는 경우가 많다. 이는 항암제로 파괴된 암세포 찌꺼기를 처리하기 위해 면역세포가 몰려들면서 사이토카인을 분비하기 때문이다.** 따라서 발열은 면역계가 여전히 작동하고 있다는 증거이다. 그러나 해열제를 사용하면 이러한 면역 사이토카인을 차단하여 면역 상승의 기회를 잃게 된다.

☑ 노인성 암환자에게 진통소염제를 사용하면 면역 저하, 혈류 저하, 저산소증이 겹쳐 병세가 급격히 악화되는 경우가 많다.

☑ CRF는 단순한 부작용이 아니라 암환자 생존율을 결정짓는 핵심 지표이다. CRF가 심할수록 암 재발률과 사망률이 증가하기 때문에 이를 개선하려는 관리는 필수이다. AFNC는 EMT(상피·간엽 전이)를 억제하여 암 전이를 차단하고, 발암물질을 중화하여 암이 발생하지 못하게 하며, 온코진 발현을 억제하여 암 성장을 막는다. 따라서 AFNC는 항암 치료 중에도 반드시 병용해야 하며 치료 후에도 재발 방지를 위해 최소 10년간 섭취할 것을 권장한다.

## ✅ 팩트체크                                                    Quiz

❶ 암 치료 전에도 암피로가 나타날 수 있다. O, X?

O

❷ 암피로증후군은 암 치료가 끝난 후에도 수개월 또는 수년간 지속될 수 있다. O, X?

O

❸ 항암 치료 중 면역세포가 암세포 찌꺼기를 처리하면서 ○○○○○이 분비된다.

사이토카인

❹ 과량의 철이 암세포에서 유발할 수 있는 세포사멸 유형은?

Ferroptosis
(철 의존적 세포사멸)

❺ 암피로는 충분한 수면과 휴식만으로 완전히 회복된다. O, X?

X (휴식이나 수면만으로 회복되지 않는 전신적, 정신적, 감정적 피로를 포함)

❻ 암피로증후군 정의에 따라, '잠이나 휴식으로 회복되지 않는 피로'를 영어로 무엇이라고 하는가?

Persistent fatigue
(fatigue)

❼ 암세포의 성장으로 정상세포의 무엇이 고갈되어 CRF를 유발하는가?

에너지

**16** **항암 OCNT**

---

## 🔍 배경지식        Key point

☑ 암세포의 발생을 막으려면 해독력이 가장 중요하고, 암세포를 죽이려면 면역력이 가장 중요하다. 면역은 세포가 담당하고, 해독은 효소가 담당한다.

☑ 면역요법은 크게 미생물요법과 다당체요법으로 분류된다.

☑ 미생물을 이용한 항암제의 대표적인 예는 BCG다. BCG는 결핵백신으로 합성이 아닌 천연균을 사용한다. 즉, 결핵균을 몸 안에 직접 넣어주는 것이다. 결핵균이 들어가면 몸 안의 면역세포가 출동하게 되는데, 세균보다 작고 바이러스보다 큰 리케차균이기 때문에 대부분의 면역세포가 출동한다. 이 면역세포들은 균이 있는 조직으로 이동하는데, 방광암의 경우 방광 내에 직접 BCG를 주입함으로써 면역세포들이 방광으로 몰리게 된다. 방광에 도착한 면역세포들이 결핵균을 공격하면서 동시에 주변의 암세포도 함께 공격하게 하는 것이 BCG 결핵균을 이용한 면역항암요법이다.

☑ BCG 면역요법을 응용하려면 일단 항원성이 비교적 강한 균을 섭취해야 한다. 항원성이 강한 균이란 인체에 사는 균이 아닌 이종균을 의미한다. 이종균이면서

공격성이 약한 세균 정도의 크기를 가진 균이 적당하다. 야생 토양이나 야생식물에 붙어 사는 자연균이 바로 그 대상으로, 현재 외부 미생물을 섭취할 수 있는 대표적인 영양소로는 비오플렉스와 엔자플렉스가 있다. 엔자플렉스의 닉네임은 면역항암효소이다.

☑ **항암제와 AFNC를 함께 사용하면 CRF가 감소하여 치료율이 증가하고, 전이율이 감소하며, 완치율이 높아진다. 즉, 항암제+AFNC 병용은 암피로 감소(CRF 감소), 치료율 증가, 전이율(재발률) 감소로 이어진다.**

☑ 면역항암의 시초로 19세기 말 윌리엄 콜리 박사는 수술 불가능한 암환자가 세균 감염 후 고열을 앓고 난 뒤 암이 사라지는 것을 발견했다. 이는 세균(독소)이 잠자던 인체 면역계를 강력하게 깨워 암세포까지 공격하게 만든 것으로, 현대 면역항암요법의 효시가 되었다. 엔자플렉스나 비오플렉스를 이용한 미생물요법도 이와 유사한 원리로 안전하게 면역을 자극한다.

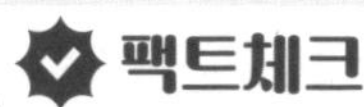 **팩트체크**　　　　　　　　Quiz

❶ 시알로뮤신을 걷어내는 대표적인 셀메드 영양소
는?

엔자플렉스

❷ 항암제와 AFNC를 함께 사용하면 CRF 감소, 치
료율 증가, 전이율 감소 효과가 있다. O, X?

O

❸ 항암 미생물요법제로 대표적인 셀메드 영양소 2가
지는?

엔자플렉스, 비오플렉스

❹ 암세포 발생을 막는 데 가장 중요한 것은 면역력
이다. O, X?

X (해독력이 가장 중요)

❺ 엔자플렉스에 함유된 면역항암효소 4가지는?

프로테이즈, 브로멜라인,
파파인, 낫토키나제

❻ 미생물을 이용한 항암제의 대표적인 예는 BCG로,
BCG는 결핵백신으로 합성균을 사용한다. O, X?

X (천연균)

❼ 에스트라디올은 에스트론보다 훨씬 강한 에스트
로겐으로, 과다하면 여러 가지 부인암을 유발한다.
이때 에스트라디올을 에스트론으로 변화시키는 영
양소는?

비타민K

# AFNC



---

## 🔍 배경지식　　　　　　　　　Key point

☑ AFNC는 야생 아로니아에서 추출한 양전하성 물질인 안토시아닌과 해조류에서 추출한 음전하성 물질인 후코이단을 배합한 나노복합체이다. AFNC는 면역 활성과 안정성을 획기적으로 증가시킨 면역·항암 식물영양소이다. 따라서 AFNC는 면역강화 작용+면역조절 작용을 동시에 발휘하여 항암 작용과 항염 작용을 겸비한다.

☑ 일반적인 식물영양소는 혈중농도가 1~2시간밖에 유지되지 않아 유전자 발현 조절이 어렵지만, 시아플렉스는 나노복합체 제형으로 혈중농도를 12시간 이상 유지해 유전자 발현 조절이 가능하다. 시아플렉스를 대량 섭취하면 암세포 내 과산화수소$^{H_2O_2}$가 증가하는데, 암세포는 카탈라아제 결핍으로 인해 괴사된다. 손상된 세포막을 재생시키는 물질이 안토시아닌(전자공여체: 하이드록시기)이다.

☑ 시아플렉스 종류별 특성

　• **시아플렉스 에프: 종양 특이 작용**

　• **시아플렉스 엑스: 염증·부전증 특이 작용**

• 시아플렉스 에이: 열증 특이 작용

☑ **AFNC는 장에서 혈액으로 유입되면 안토시아닌과 후코스로 분리되어 면역세포의 이상 발현을 조절하고 NK세포의 증식을 촉진**한다. AFNC의 주성분 중 후코이단은 후코스와 황산기를 함유한 음전하성 다당체이다.

☑ 다당체의 분자량과 면역강화 능력은 비례한다. 분자량이 클수록 항원성이 커지면서 NK세포 동원 능력이 강해지고, 분자량이 작을수록 면역 사이토카인의 분비가 증가한다. 또한 다당체와 활성형 펩타이드의 시너지 효과는 비특이적 면역력을 크게 향상시킨다.

☑ AFNC에는 면역 사이토카인을 활성화하는 저분자 다당체와 NK세포를 비롯한 면역세포를 활성화시키는 고분자 다당체가 동시에 함유되어 있어 광범위한 면역강화 효과를 나타낸다.

☑ **항암제와 AFNC를 반드시 병용해야 하는 이유는 정상세포의 독성을 줄이고 암세포에 대한 독성을 증가시키기 때문**이다. AFNC는 암세포에서 과산화수소를 발생시켜 암세포를 사멸시키지만, 정상세포에는 카탈라아제가 다량 존재하므로 정상세포는 보호된다. 반면, 세포독성항암제인 시스플라틴은 암세포의 과산화수소를 발생시켜 암세포를 사멸하지만 동시에 정상세포의 SOD(Superoxide Dismutase)를 감소시켜 정상세포까지 사멸한다.

☑ **AFNC는 SOD를 증가시키는 반면, 시스플라틴이나 독소루비신은 SOD를 감소시킨다.** 따라서 암환자를 상담할 때는 SOD의 중요성을 반드시 짚어주어야 한다. SOD가 감소되면 모든 세포 기능이 저하되어 암피로증후군에 빠지게 된다.

☑ 특히 시스플라틴은 신장 독성이 심각하여 반드시 AFNC와 병용해야 한다. 시스플라틴은 정상세포, 특히 신장세포와 면역세포에 대한 독성이 강하다. 독소루비신의 경우 항암 효과는 뛰어나지만 심부전 등 심장 독성으로 사망하는 사례가 빈번하다. 시스플라틴과 독소루비신을 병용하는 경우도 흔한데, 두 약물 모두

정상세포의 SOD를 감소시켜 세포사멸을 유발한다.

☑ AFNC에서 정상세포가 암세포가 되는 것을 막아주는 물질은 C3G이며, 암세포를 직접 제거하는 역할은 후코이단이 한다. 여기서 주목할 점은 MELK라는 효소이다. MELK는 태아 초기 세포분열기에 분비되는 효소로, 출산 이후에는 정상 성인에게서 거의 발현되지 않는다. 그런데 암세포 특히 암 줄기세포에서 MELK가 과도하게 분비된다.

☑ 제이비케이랩은 이 MELK 효소를 억제하는 다중표적항암제를 세계 최초로 개발 중이다. 우리 몸에 있는 정상조직에서는 MELK가 나타나지 않으며, 유일하게 고환 Testis, 정소에서만 MELK가 활성화된다.

☑ **AFNC의 암 예방 기전**

- **발암물질**Carcinogens **중화**

- **발암유전자 억제**

- **에스트로겐 길항작용** Estrogen antagonist

- **NK세포 활성화**

☑ **AFNC의 항암 기전**

- **C3G → 과산화수소 유발 → 암세포 직접 사멸**

- **C3G → 저산소증 개선 → 암 줄기세포 자연사**

- **다당체(후코이단, 라미나린) → 자연면역력 강화, 암과 암 줄기세포 사멸**

- **C3G → 암유전자 억제 → 암 예방**

- **글리코영양소(후코스, 갈락토스) → 암세포, 암 줄기세포 자살 유도**

## ✔ 팩트체크 Quiz

❶ 고분자 다당체와 저분자 다당체를 동시에 주성분으로 함유한 셀메드 영양소는?

AFNC

❷ AFNC와 병용할 경우 TNF-α를 증가시켜 항암효과를 증강시키는 셀메드 영양소는?

베타플렉스

❸ 산화된 세포막을 다시 재생시키는 영양소는?

안토시아닌(ABF)

❹ AFNC의 주성분 3가지는?

후코이단, 안토시아닌, 프로시아니딘

❺ AFNC가 장에서 혈액으로 유입될 때 분리되어 면역세포의 이상 발현을 조절하고 NK세포 증식을 촉진하는 2가지 물질은 무엇인가?

안토시아닌, 후코스

❻ 다당체의 분자량과 면역강화 능력은 비례한다. O, X?

O

❼ 암세포, 특히 암 줄기세포에서 과도하게 분비하는 효소로, 출산 이후에는 정상 성인에게서 거의 발현되지 않는 효소는?

MELK

# 항산화, 해독 대사

# 01 활성산소

> ## 🔍 배경지식                                          Key point

- ☑ 일중항산소는 산소 분자의 전자 배열이 흥분 상태에 있는 형태로, 일반 산소보다 반응성이 강하다. 과립구 활동, 자외선, 스트레스 등에서 발생하며, 적정량은 면역·항균 작용과 신진대사를 지원한다. 그러나 과다하게 발생하면 세포손상, 염증, 종양 발생의 원인이 된다.

- ☑ 일중항산소의 발생 원인은 과립구와 자외선이다.

- ☑ 스트레스를 받을 때 발생하는 ROS(반응성 산소종)는 일중항산소이고, 노동할 때 발생하는 ROS는 슈퍼옥사이드 라디칼이다. 슈퍼옥사이드 라디칼은 산소에 저준위 전자가 붙은 라디칼로, 저준위 전자란 ATP를 만들고 난 후에 남은 작은 에너지를 갖고 있는 전자를 의미한다. 이 저준위 전자가 세포 내 산소와 결합하여 슈퍼옥사이드 라디칼이 된다. 슈퍼옥사이드 라디칼은 황산화 효소와 보조 효소인 아연, 망간, 구리, 철, 셀레늄과 반응하여 물로 전환된다.

- ☑ 활성산소는 적당하면 활력을 유지하고, 부족하면 세균 감염 위험을 높이며, 과다하면 세포 파괴를 유발한다.

☑ 아질산에 의해 발생하는 $ONOO^-$(과산화질산염)는 강력한 활성산소로 암을 유발할 수 있는 물질이다. 아질산에서 생성되는 NO는 효소계를 이용한 인체 고유의 NO 생성 시스템이 아니므로 혈관을 긴장시키거나 손상시킬 수 있으며, 빈혈, 호흡곤란, 암 발생, 복통 등을 유발할 수 있다. 따라서 NO는 반드시 효소계에서 생성되어야 한다. 효소계가 아닌 박테리아나 아질산에 의해 생성될 경우 심장과 혈관에 무리를 주거나 손상을 유발할 수 있다.

☑ 산화질소는 슈퍼옥사이드 라디칼과 결합하면 강력한 발암물질로 변할 수 있다. 활성산소종은 1~2% 정도는 항균 작용과 신진대사에 기여하는 수준이다. 그러나 40대를 넘어가면 활성산소종이 5% 이상으로 증가하여 염증세포와 종양세포가 생성된다. 신진대사에 필요한 레독스REDOX 준위를 유지하려면 1~2%의 활성산소가 적절하며, 신진대사에는 혈류, 면역, 해독, 재생 등이 포함된다.

☑ 암세포는 내부 활성산소 수치가 높아야 유지될 수 있는 세포이다. 활성산소가 적으면 신진대사가 저하되어 세포가 죽고, 많으면 염증이나 종양으로 인해 세포가 사멸한다. 따라서 적절한 수준의 활성산소가 유지되어야 세포가 오래 살아갈 수 있다.

☑ 체내에 과잉된 철(Fe)이나 구리(Cu) 이온이 과산화수소($H_2O_2$)와 만나면, 가장 강력하고 독성이 강한 '하이드록실 라디칼'이 폭발적으로 생성된다. 이를 펜톤 반응이라고 한다. 암세포 내에 철분이 많을 때 시아플렉스(C3G의 과산화수소 생성 유도)가 들어가면 이 반응이 암세포 내에서만 일어나 암세포를 터뜨려 죽이는 원리가 된다.

## ✔ 팩트체크                                    Quiz

❶ 스트레스를 받을 때 주로 발생하는 활성산소는? | 일중항산소

❷ 호흡 과정에서 주로 생성되는 활성산소는? | 슈퍼옥사이드 라디칼

❸ 방사선과 중금속에 의해 주로 발생하는 활성산소는? | 하이드록시 라디칼

❹ 체질과 증상에 관계없이 활성산소의 균형을 유지하도록 도움을 주는 광범위 아답토젠은? | 시아플렉스

❺ 활성산소와 NO가 반응하여 생성되는 대표적인 독성 분자는? | 과산화질산염($ONOO^-$)

❻ 뇌신경에서 NO를 생성하는 효소는 무엇인가? | nNOS(neuronal nitric oxide synthase)

❼ 스트레스를 받을 때 발생하는 반응성 산소종(ROS)은 슈퍼옥사이드 라디칼이고, 노동할 때 발생하는 ROS는 일중항산소이다. O, X? | X (스트레스 → 일중항산소, 노동 → 슈퍼옥사이드 라디칼)

❽ 뇌신경에서 나오는 NO 생성 효소는? | nNOS

# 02 황산화 효소, 비타민·미네랄



☑ 인체에서 활성산소를 제거하고 세포를 보호하는 황산화 효소는 다양한 미네랄과 비타민을 조효소로 필요로 한다. Zn(아연), Mn(망간), Cu(구리), Se(셀레늄), Fe(철)은 황산화 효소의 조효소로 작용한다.

☑ **40세를 넘어가면서 황산화 효소 수치가 급격히 감소하기 시작한다.** 특히 일본에서는 남성의 42세를 '액년(불운의 해)'이라고 부르며, 혈중 항산화 농도를 측정해 보면 42세부터 현저하게 저하된다. 고기, 밀가루, 정크푸드 위주의 식사를 한 사람은 과일과 채소 등 항산화 성분을 충분히 섭취한 사람보다 노화와 질병이 빠르게 진행된다.

☑ **황산화 효소는 세포 내 산화 스위치를 조절하는 역할을 한다. 산화가 적절하게 일어나야 세포 기능이 정상적으로 작동하지만, 산화 스위치가 과도하게 자주 켜지면 노화가 빨리 진행된다.** 40세 이후 황산화 효소가 절반 수준으로 떨어지면서 노화와 만성질환이 가속화된다. 이때 외부에서 황산화 효소를 공급하는 것이 중요하다.

☑ 만성질병의 95% 이상은 후성유전자 Epigenetic 조절과 관련되어 있으며, 환경과 식습관에 따라 발현이 달라진다. 이때 항산화 영양소는 후성유전자 조절을 돕고, 세포손상과 활성산소 과다를 예방하는 역할을 한다.

- 시아플렉스: 황산화 효소로 작용, 활성산소 제거와 세포 보호에 도움
- 티엠플렉스: 항산화 조효소로 작용, 황산화 효소의 기능을 보조

☑ 항산화제는 활성산소를 제거하고 나면 자신도 산화되어 독성을 띨 수 있다. 이때 다른 항산화제가 이를 다시 환원시켜(되살려) 준다. 비타민C, 비타민E, 코큐텐, 글루타티온, 알파리포산 등은 서로를 재생시키며 네트워크를 형성한다. 따라서 한 가지만 고용량 먹는 것보다 여러 가지를 복합 섭취하는 것이 훨씬 강력하다.

## ✔ 팩트체크                                                    Quiz

❶ 과산화지질을 정상 지질로 환원시키는 효소와 필요한 미네랄은?

GPx(Se)

❷ 과산화수소($H_2O_2$)를 물로 만드는 2가지 효소는?

GPx(Se), Catalase(Fe)

❸ 암 예방을 위해 과식 또는 격한 운동 전후에 섭취할 것을 권장하는 영양소 2가지는?

시아플렉스, 티엠플렉스

❹ 퍼옥시좀에서 발생하는 ROS와 이를 제거하는 항산화 효소 및 미네랄은?

과산화수소($H_2O_2$)/ Catalase(Fe)

❺ 대표적인 항산화 효소 4가지는?

Mn-SOD, Cu/Zn-SOD, GPx(Se), Catalase(Fe)

❻ 항산화 효소는 과도하게 작용할수록 세포 기능을 정상화시켜 노화를 늦춘다. O, X?

X (항산화 효소는 적절히 작용해야 하고, 산화 스위치 과도 시 오히려 문제가 됨)

❼ 만성질병의 대부분은 유전자 자체의 변이로 발생하며, 항산화 영양소는 후성유전자 조절과 관련이 없다. O, X?

X (만성질병 95% 이상은 후성유전자 조절과 관련 있으며, 항산화 영양소가 조절 도움)

❽ 포기관 중 카탈라아제가 가장 많은 소기관은?

퍼옥시좀

#  03 해독의 중요성

> ### 🔍 배경지식                                   Key point

☑ 천연물의 독성에는 ① 직접 세포를 공격하는 독성, ② 면역이 매개된 항원·항체 반응을 유발하여 세포를 분해하는 독성이 있다. 세포독성은 섭취량과 관련이 있고, 면역독성은 섭취 기간과 관련이 있다.

☑ 천연물의 독성은 피롤리지딘 알칼로이드 성분에 의해 주로 나타난다. 피롤리지딘 알칼로이드 성분은 소량으로 단기간 복용하는 것이 원칙이며, 장기간 복용할 경우에는 1~2개월 단위로 간 수치를 확인해야 한다. 특히 50대 이상의 여성은 간독성에 취약하다. 간 수치가 높은 경우 즉시 복용을 중지하면 2개월 내 정상 수치로 회복된다.

☑ **해독이 되지 않으면 혈관 안팎에 발생한 혈전과 거품세포가 동맥경화를 유발하고, 동맥경화는 저산소증을 유발**한다. 해독 반응은 주로 해독 조직인 간과 장점막에서 나타난다. 장점막이 손상되면 해독이 제대로 이루어지지 않아 독소가 체내에 축적된다. 따라서 **장점막을 튼튼하게 유지하는 것이 중요**하다.

☑ PMS(생리전증후군)에 커큐플렉스를 사용하는 기전은 커큐민으로 간에서 담즙을

분비시켜 과도한 에스트로겐을 장으로 배출시키는 것이다.

- 커큐민: 담즙 생성, 담즙 분비
- 노유파: 담즙 원료, 담즙 분비(촉진)

☑ 백내장과 루게릭병, 백반증의 공통점은 항산화와 해독 능력이 부족하다는 것이다. **모든 만성질환은 해독·항산화 능력과 관련이 있다.**

☑ 세포가 해독되고 재생할 때 면역반응이 일어나면서 해당 부위에 에너지가 집중되기 때문에 뇌의 산소가 부족해지면서 졸음과 피로가 나타날 수 있다.

☑ AFNC는 5단계를 거쳐 표적 조직에 도달한다. '위 → 장 → 간 → 혈액 → 표적 조직' 순서로 이동하며, 이 중 복합체와 분리체를 동시에 갖는 기관은 간이다. 이러한 작용 기전을 보면 시아플렉스의 가장 큰 효과는 해독, 즉 간에서 이루어지는 작용으로 볼 수 있다.

☑ 장간 순환이란 간에서 해독된 지용성 독소가 담즙에 섞여 장으로 배출되는 것을 말한다. 이때 장내 식이섬유가 부족하면 독소가 대변으로 나가지 못하고 장점막에서 재흡수되어 다시 간으로 돌아가는 독소의 도돌이표가 반복된다. 이 악순환을 끊기 위해서는 비오플렉스와 같은 식이섬유가 독소를 흡착해 몸 밖으로 끌고 나가야 한다.

## ✅ 팩트체크 Quiz

❶ 해독 과정에서 2단계 포합반응에 중요한 항산화 물질은? — 글루타티온

❷ 해독이 원활하지 않으면 증가하는 대표적인 유해 분자는? — 활성산소(ROS)

❸ 천연물 독성 중 섭취 기간과 관련 있는 독성은? — 면역독성

❹ 50대 이상 여성이 특히 주의해야 할 장기 독성은? — 간독성

❺ AFNC가 표적 조직에 도달하는 경로는? — 위→장→간→혈액→표적 조직

❻ 세포독성은 섭취 기간과 관련이 있고, 면역독성은 섭취량과 관련이 있다. O, X? — X (세포독성은 섭취량, 면역독성은 섭취 기간과 관련)

❼ 백내장, 루게릭병, 백반증의 공통점은 항산화와 해독 능력이 부족하다는 것이다. O, X? — O

❽ PMS에 커큐플렉스를 사용하는 이유는 커큐민이 담즙 생성을 촉진하여 과도한 에스트로겐을 배출하기 때문이다. O, X? — O

#  알코올 해독



## 🔍 배경지식

- ☑ 알코올은 간에서 주로 대사된다. 먼저, 간의 세포질에서 ADH(알코올 탈수소효소)에 의해 알코올이 아세트알데히드로 전환된다. 이 아세트알데히드는 간의 미토콘드리아에서 ALDH(알데히드 탈수소효소) 효소에 의해 초산으로 분해된다. 이 과정에서 가장 독성이 강한 물질은 아세트알데히드로, 간암이나 치매 등 여러 질병을 유발할 수 있는 독소이다.

- ☑ 만성적으로 술을 섭취하는 사람의 경우, 간의 CYP2E1 효소를 통해 알코올을 아세트알데히드로 전환하는 경로가 활성화된다. 또한, 술을 조금만 마셔도 얼굴이 붉어지는 사람은 ALDH2 효소가 부족하여 아세트알데히드가 체내에 쌓이기 쉽다.

- ☑ **AANC(안토시아닌·알긴산 복합체)는 간의 해독계를 강화하여 아세트알데히드와 같은 독성물질 및 발암물질을 제거하는 강력한 해독 영양소로 작용한다.** 간의 해독 능력 부족은 간암뿐만 아니라 다양한 암 발생과 깊은 관련이 있으며, 체내 독소의 약 90%가 간에서 해독된다.

☑ 따라서, **알코올 해독뿐만 아니라 전반적인 체내 독소 제거를 위해서는 간의 해독 능력을 강화하는 것이 중요**하며, 암환자의 경우 AANC와 면역강화제인 AFNC를 병용함으로써 해독력과 면역력을 동시에 강화할 수 있다.

☑ 한국인을 포함한 동북아시아인의 약 40%는 아세트알데히드를 분해하는 효소 ALDH2의 기능이 유전적으로 저하되어 있다. 이들은 소량의 알코올에도 아세트알데히드가 급격히 축적되어 얼굴이 빨개지고 독성 반응이 심하게 나타난다. 이러한 체질은 식도암, 위암 등의 발병 위험이 훨씬 높으므로 더욱 철저한 해독 관리가 필요하다.

## ✔️ 팩트체크       Quiz

❶ 알코올 분해 과정에서 필요한 비타민으로, 결핍 시 각기병을 유발하는 영양소는?

비타민$B_1$

❷ 알코올 해독뿐만 아니라 전반적인 체내 독소 제거를 위해서는 간의 ○○ 능력을 강화하는 것이 중요하다.

해독

❸ 약물 중독, 알코올 중독 등 해독이 필요할 때 대표적인 셀메드 영양소 2가지는?

시아플렉스, 리코플렉스

❹ 글루타티온은 알코올 대사의 1단계에서 직접적으로 작용한다. O, X?

X (2단계 포합 과정에서 해독을 도움)

❺ 알코올 해독에 관여하는 3가지 주요 효소는?

ADH(알코올 탈수소효소), ALDH(아세트알데히드 탈수소효소), CYP2E1

❻ 아세트알데히드는 간의 미토콘드리아에서 ALDH 효소에 의해 초산으로 분해되며, 가장 독성이 강한 물질은 초산이다. O, X?

X (가장 독성이 강한 물질은 아세트알데히드)

❼ 만성 음주는 간의 CYP2E1 경로를 활성화하여 알코올을 아세트알데히드로 전환시킨다. O, X?

O

# 05 중금속 해독

## 🔍 배경지식     Key point

☑ 수은과 납이 함께 체내에 축적되면 패혈증이나 심장마비로 사망할 가능성이 100배 이상 높아진다. 중금속의 독성은 체내 장기와 세포 기능에 심각한 영향을 미치며, 이를 해독하지 않으면 건강에 큰 위협이 된다.

☑ 중금속, 특히 4대 중금속(수은, 비소, 카드뮴, 납)과 길항작용을 하는 비타민과 미네랄에는 칼슘, 마그네슘, 셀레늄, 아연, 망간, 요오드, 구리, 철, 비타민A, 비타민C, 비타민E가 있다. 이러한 영양소는 중금속의 흡수를 억제하고 체내에서 안전하게 배출되도록 돕는다.

☑ 특히 **아연과 셀레늄은 메탈로티오네인과 글루타티온과 결합하여 수은을 포합하고 신장과 대장으로 배출**하는 중요한 역할을 한다. **대장을 통한 배출 시, 수은이 재흡수되지 않도록 식이섬유**(섬유질)**의 역할도 매우 중요**하기 때문에 강력한 해독제로 여겨진다. 따라서 장 건강을 유지하고 배설을 원활하게 돕기 위해 비오플렉스 보충이 추천된다.

☑ 시아플렉스는 4대 중금속을 킬레이션하여 소변으로 배출하는 기능을 한다.

## ✪ 팩트체크     Quiz

❶ 납과 카드뮴, 알루미늄의 흡수를 억제하는 미네랄은?   |   철

❷ 납과 카드뮴의 축적을 방해하는 미네랄은?   |   칼슘

❸ 4대 중금속은?   |   비소, 수은, 납, 카드뮴

❹ 수은 포합에 관여하는 미네랄과 최종 수용물질은?   |   아연, 셀레늄/식이섬유

❺ 수은을 해독할 때 필요한 대표적인 성분 3가지는?   |   메탈로티오네인, 글루타티온, C3G

❻ 수은과 납이 함께 체내에 축적되면 패혈증이나 심장마비로 사망할 가능성이 100배 이상 높아진다. O, X?   |   O

❼ 수은이 대장을 통해 배출될 때 재흡수를 막는 역할을 하는 것은?   |   식이섬유

❽ 시아플렉스는 4대 중금속을 결합시켜 소변으로 배출시키는데, 이 과정을 무엇이라고 하는가?   |   킬레이션

# 06  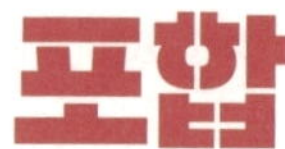

---

## 🔍 배경지식    Key point

☑ 로저 윌리엄은 해독을 2단계로 정의했다. 1단계는 수용화 단계이고, 2단계는 포합 단계이다. 1단계에서 해독된 물질은 주로 담즙을 통해 배출되는 지용성 중간 물질로 존재하며, 2단계에서 해독된 물질은 수용성으로 바뀌어 소변을 통해 배출된다.

☑ 간 해독 2단계에서는 1단계에서 생성된 중간 독성물질이 무독성으로 전환되어 배출된다. 독성물질에 여러 분자를 결합하여 독성을 없애거나, 물에 녹지 않아 배출이 어려운 물질을 배출 가능한 수용성으로 전환하는 과정을 총칭하여 포합Conjugation이라고 한다.

☑ 일반적으로 간 해독 2단계는 글루쿠론산 포합, 글리신 포합, 글루타티온 포합, 황산 포합, 메틸화의 다섯 과정을 거쳐 진행된다. 해독이 원활하게 진행되려면 각 과정에 필요한 영양소와 보조인자가 충분히 공급되어야 한다. 예를 들어, 글루타티온을 직접 섭취하는 것보다는 천연 비타민C를 섭취하는 것이 글루타티온 수치를 3배 이상 증가시키는 것으로 알려져 있다.

☑ 1단계 해독 후 생성된 ROS(활성산소)는 더욱 강한 독소로 전환될 수 있으며, 이는 단백질, 핵, 세포막, 미토콘드리아를 파괴할 수 있다. 따라서 2단계 포합이 반드시 필요하다.

☑ AANC는 리코플렉스와 병용할 경우, 간의 2단계 해독 반응인 포합반응을 증강시켜 독소 배출을 촉진한다. 리코플렉스에 함유된 글리시리진은 글리시레틴과 글루쿠론산으로 분해되며, 글루쿠론산은 독소를 포합하여 장으로 배출한다. 또한, AANC의 구성 성분인 저분자 알긴산 역시 글루쿠론산으로 분해되어 포합 과정에 참여한다.

☑ 글리신은 아미노산 포합과 글루타티온 포합을 촉진하여 해독·포합 과정을 강화한다. 간 포합 과정에서 가장 중요한 셀메드 영양소는 시아플렉스 엑스, 해포부스터, 리코플렉스이다.

☑ 메틸레이션Methylation 사이클에서는 엽산이 공여자로, 시아노코발라민B12이 보조효소로 작용하여 독소를 안전하게 처리하도록 돕는다.

☑ p450 해독계에서 가장 중요한 반응은 독소에 수산화기를 붙이는 과정이다. 이 과정은 독소의 극성을 증가시켜 물에 잘 녹게 만들어, 이후 2단계 포합 과정을 통해 독소가 무력화되고 배출될 수 있도록 준비시킨다.

☑ 단식할 때는 1단계 독소 농도가 급속히 증가하므로 물만 먹는 완전 단식은 매우 위험하다. 장기간 단식 또한 포합 과정이 제대로 이루어지지 않기 때문에 위험하다. 따라서 부분 단식 또는 단기간 단식이 권장된다. 단식할 때는 사코플렉스와 해포부스터를 반드시 섭취해야 한다. 사코플렉스는 포합에 매우 중요한 역할을 하며, 글리신과 함께 아미노산 포합과 글루타티온 포합을 증강시킨다.

☑ 마그네슘은 글루타티온 포합과 글루쿠론산 포합에서 가장 중요한 필수 미네랄로, 간 해독과 포합 과정의 원활한 진행을 위해 필수적이다.

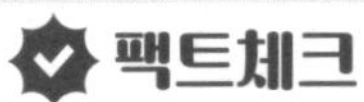 **팩트체크**                                                  Quiz

❶ 메틸레이션(Methylation) 사이클에서는 ○○이 공여자로, △△△△가 보조 효소로 작용하여 독소를 안전하게 처리하도록 돕는다.    엽산/비타민B₁₂

❷ 포합에 필요한 아미노산의 핵심 원료이자 인체 대사에 필요한 효소의 핵심 원료는?    단백질

❸ 황산이온을 가지고 있어 포합 작용을 하는 셀메드 제품은?    시아플렉스 에프

❹ 사코플렉스를 해독법에 필수적으로 사용하는 이유는?    포합 효소의 공급

❺ 황화 포합에 도움이 되는 아미노산과 식물은?    메티오닌, 시스테인/양파, 마늘

❻ 해독 작용 중 포합 단계에서 글루크로닌화 포합과 글루타티온 포합에서 필수적인 미네랄은?    마그네슘

❼ AANC는 리코플렉스와 병용할 때 간의 2단계 해독반응인 포합반응이 증강되어 ○○○○을 촉진시킨다.    독소배출

# 07 해독·포합 OCNT

## 🔍 배경지식     Key point

- ☑ 시아플렉스는 자연계에서 가장 강력한 해독 작용과 항산화 작용을 보유할 뿐만 아니라 광범위 아답토젠으로서 염증과 종양유전자의 발현을 조절하는 뛰어난 능력을 보유하고 있다. 시아플렉스가 모든 세포교정의 기본이 되는 이유다.

- ☑ 해독 과정의 1단계는 해독, 2단계는 포합 단계로, 글리신 포합에는 사코플렉스·해포부스터, 식이유황 포합에는 설포플렉스, 글루쿠론산 포합에는 리코플렉스·해포부스터가 추천된다.

- ☑ 리코플렉스의 글리시레틴산은 소염 작용을 하고, 글루쿠론산은 포합·해독 작용을 발휘한다.

- ☑ 셀메드 7일 해독 프로그램은 하트베리 레몬, 가스트론, 비오플렉스, 시아플렉스 엑스를 비롯한 9가지 제품으로 7일간 진행된다. 이 프로그램은 체내에 축적된 독소를 해독하고 순환을 촉진하여, 만성질환으로 인한 증상과 통증을 완화하고 건강하고 활력 있는 삶을 돕는다. 또한 해독 과정을 통해 미토콘드리아의 에너지 생산 능력을 극대화함으로써 신체 전반의 회복력을 강화한다.

- ☑ 비오플렉스는 중금속을 흡착해서 대변으로 배출시키고, 시아플렉스는 중금속을 킬레이션해서 소변으로 배출시킨다. 따라서 셀메드 7일 해독법에서 비오플렉스를 추가하는 이유는 독소 흡착 능력과 독소 배출 능력을 강화하기 위해서이다.

- ☑ 셀메드 해독법에서 하트베리 블랙 대신 하트베리 레몬을 처방하는 이유는 위산 보충과 이담 작용 및 항산화·해독 작용을 위해서이다. 좋은 항산화제는 강력한 해독 작용을 겸비해야 한다. 해독과 항산화 작용은 밀접한 관련이 있으며 좋은 항산화제의 조건이다.

- ☑ 또한, 노유파 해바라기유를 많이 섭취할 것을 권하는 이유는 담즙 분비로 독소와 담석을 제거하기 위함이다. 때로는 담즙 폭포가 발생하여 많은 담석이 배출되기도 한다. 최근에는 식이 변화로 콜레스테롤 담석이 많이 증가하고 있다.

- ☑ 포합에 필요한 아미노산은 인체 대사에 필요한 효소의 핵심 원료이다. 그래서 해독 기간에 필요한 해독력 강화 및 대사력 증가를 통해 독소 배출 속도를 빠르게 하기 위해서 단백질을 보충한다. 그러나 40대 이후 소화력이 떨어지면 아미노산으로 분해가 잘 되지 않아서 효과가 저하되므로 단백질 분해 효소가 풍부한 엔자플렉스를 추가하면 더욱 효과가 있다.

## 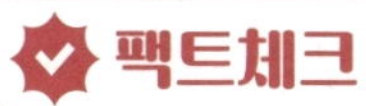 팩트체크                                    Quiz

❶ 식이유황 포합에는 설포플렉스가 추천된다. O, X?    O

❷ 시아플렉스는 중금속을 킬레이션해 소변으로 배    O
출한다. O, X?

❸ 사코플렉스의 해독 효과를 강화시키는 셀메드 영    엔자플렉스
양소는?

❹ 약물 중독, 알코올 중독 등 해독이 필요할 때 대    시아플렉스, 리코플렉스
표적인 영양소 2가지는?

❺ 해독 과정에서 포합을 강화시키는 셀메드 영양소    설포플렉스, 리코플렉스,
3가지는?                                            해포부스터

❻ 셀메드 7일 해독법에서 하트베리 블랙 대신 하트    담즙 분비 촉진
베리 레몬을 처방하는 이유는?

❼ 리코플렉스의 글리시레틴산은 ○○ 작용을, 글루    소염/포합해독
쿠론산은 △△△△ 작용을 발휘한다.

# 08 스트레스

## 🔍 배경지식 Key point

☑ 스트레스는 외부 요구에 대한 신체의 비특이적 반응이며, 이를 유발하는 인자를 Stressor라고 한다.

☑ 스트레스 반응에서 가장 중요한 조절 시스템은 시상하부·뇌하수체·부신[HPA] 축, 자율신경계, 면역계이다.

- 스트레스가 발생하면 먼저 HPA 축이 활성화되어 코르티솔이 분비된다.

- 이어서 자율신경계(특히 교감신경)가 활성화되어 심박수, 혈압, 혈당이 상승한다.

- 마지막으로, 면역계가 반응하여 염증 및 방어 작용이 나타난다.

☑ 만성적인 스트레스는 HPA 축의 기능을 교란하고, 대사·내분비계에 심각한 영향을 준다. 이 과정에서 활성산소가 증가하여 산화스트레스를 일으키며, 이는 세포손상과 노화, 질병의 주요 원인이 된다.

☑ 또한 스트레스는 저산소 상태(하이폭시아)와 연관된다. 스트레스 반응 중 과립구(호중구 등)에서 생성되는 활성산소가 세포막을 산화시키고 국소적인 산소 이용이 저하되어 세포가 저산소 환경에 놓일 수 있다. 저산소는 돌연변이와 세포기능

장애를 촉진하여 암 발생의 위험 요인이 되기도 한다.

☑ 치매는 기억세포가 중금속이나 활성산소에 의해서 손상되는 병이고, 파킨슨은 운동신경 중추의 미토콘드리아가 파괴되어 발생하는 병이다. 백내장은 수정체 세포의 미토콘드리아가 파괴되어 발생하는 병이다.

☑ 우리 몸이 스트레스에 적응하기 위해 애쓰는 과정에서 쌓이는 생리적 마모를 '알로스테틱 부하'라고 한다. 스트레스가 만성적이면 코르티솔 과다, 염증 증가, 대사 이상 등이 누적되어 결국 시스템이 붕괴(질병)된다. 아답토젠은 이 부하를 줄여 시스템 붕괴를 막는 역할을 한다.

## ✅ 팩트체크                                    Quiz

❶ HPA 축이 활성화되면 분비되는 대표적인 호르몬은?    코르티솔

❷ 스트레스 반응에서 가장 중요한 조절 시스템은 HPA 축, 자율신경계, 면역계이다. O, X?    O

❸ 스트레스 독소(활성산소)에 대한 대표적인 셀메드 영양소는?    시아플렉스

❹ 급·만성 스트레스 상황에서 필요한 대표적인 셀메드 영양소 2가지는?    시아플렉스, 주바플렉스

❺ 스트레스 시 생성되는 대표적인 활성산소는?    ROS(Reactive Oxygen Species)

❻ 스트레스가 증가하면 미토콘드리아 기능이 저하되어 ATP 생성량이 감소할 수 있다. O, X?    O

❼ 글루타티온 퍼옥시다아제(GPx) 활성에 반드시 필요한 미네랄은?    셀레늄

❽ 산화스트레스를 측정할 때 기준이 되는 '지질 과산화'의 대표 지표는?    MDA

# 활성산소 ROS



> ### 🔍 배경지식
> Key point

- ☑ 산소는 지구 생명의 근원이자 동시에 독소가 될 수 있다. 분자 상태의 산소는 생명 유지에 필수적이지만, 원자 상태로 존재할 때는 활성산소 ROS, Reactive Oxygen Species 라 불리며 독성을 나타낸다. 활성산소는 에너지 생성 과정에서 불가피하게 발생하고, 과도할 경우 염증과 종양을 유발한다. 복잡한 항산화 시스템이 발달한 이유도 바로 이 활성산소의 독성을 제어하기 위함이다.

- ☑ **단명의 3요소는 '운동만 믿는다, 약만 믿는다, 병원만 믿는다'이다.** 과도한 운동, 합성 약 장기 복용, 잦은 병원 진단(예: CT 촬영)은 모두 활성산소 발생을 높여 수명을 단축시킨다.

- ☑ 특히, 과도한 유산소운동은 '활성산소에 의한 세포막 산화 → 저산소 환경(하이폭시아) → 핵 변이'를 유발하여 종양을 촉진할 수 있다. 무산소운동 역시 젖산 축적을 통해 노화와 질병을 촉진한다. 결국 유산소·무산소운동도 모두 과하면 활성산소 증가로 노화가 가속화된다. 따라서 운동 전후에는 반드시 항산화·해독 보조제가 필요하다.

☑ 산화스트레스는 산소 농도가 지나치게 낮거나, 반대로 과도할 때 가장 높아진다. 저산소증 상황에서는 활성산소가 증가하고, 'NF-κB → TNF-α' 순서로 면역 사이토카인을 과발현시켜 자가면역·염증 상태를 촉진한다.

☑ **산화적 손상은 면역반응의 시작이자 단명의 주요 원인이다. 세포막과 해독·항산화 시스템이 손상되면 면역조절이 무너지고 자가면역반응이나 과도한 염증이 쉽게 발생한다.** 특히 활성산소는 단백질 키나아제를 활성화하여 세포막 손상을 일으키며 이것이 염증반응 개시의 신호가 된다.

☑ 우리 몸에서 활성산소가 가장 많이 발생하는 기관은 심장이다. 심장은 미토콘드리아가 가장 많은 조직이며, 상피 대신 근육이 75% 이상을 차지한다. 이 때문에 암보다는 혈전 문제가 주로 나타난다. 수면 중 발생하는 돌연사의 원인 대부분이 활성산소로 유발된 혈전과 연전이다. 연전은 주로 적혈구가 붙어서 생성되고, 혈전은 주로 혈소판이 붙어서 생성된다.

☑ 시아플렉스는 전신 활성산소와 젖산을 동시에 제거하고, 산화질소 생성을 촉진해 피로 회복과 근력 강화를 돕는다. 마라톤 등 과격한 운동을 할 때 심장 과부하로 인한 심정지, 돌연사 예방에도 유용하다.

## ✔ 팩트체크          Quiz

| | |
|---|---|
| ❶ 과도한 유산소운동은 활성산소 증가로 핵 변이를 유발하여 종양 발생 위험을 높일 수 있다. O, X? | O |
| ❷ 수면 중 발생하는 돌연사의 원인 대부분이 활성산소로 유발된 ○○과 △△이다. ○○은 주로 적혈구가 붙어서 생성되고, △△은 주로 혈소판이 붙어서 생성된다. | 연전/혈전 |
| ❸ 무산소운동은 활성산소와 무관하다. O, X? | X (젖산 축적으로 노화·질병 촉진) |
| ❹ 심장에서 활성산소가 많이 발생하는 이유는? | 미토콘드리아가 가장 많은 조직이며, 근육이 75% 이상을 차지하기 때문 |
| ❺ 산화적 스트레스를 줄이기 위해 체내에서 생성되는 대표적인 삼중 항산화 물질은? | 글루타티온 |
| ❻ 활성산소를 제거하는 대표적인 항산화 효소 3종은 SOD, GPx, 그리고 ○○○이다. | CAT(카탈레이스) |
| ❼ 라디칼(Free radical)은 항상 산소를 포함하고 있어야 한다. O, X? | X (산소가 없는 라디칼도 존재함) |

# ⑩ 해독·항산화 시스템

---

## 🔍 배경지식                                          Key point

☑ **활성산소$^{ROS}$는 세포손상, 염증, 노화, 종양 형성의 주요 원인으로 알려져 있으며, 이를 조절하는 항산화 시스템은 생존과 건강 유지에 매우 중요하다.**

☑ 글루타티온은 글루탐산, 시스테인, 글리신 세 가지 아미노산으로 이루어진 트리펩타이드로, 식물과 동물, 균류, 일부 세균과 고세균에 이르기까지 존재하는 대표적인 항산화제이다. 세포 내에서는 황산화 효소 역할을 하며, 자유라디칼, 과산화물, 지질 과산화물, 중금속과 같은 활성산소로부터 세포의 주요 성분을 보호한다.

☑ 글루타티온은 환원형$^{GSH}$과 산화형$^{GSSG}$으로 존재하는데, 정상적인 경우 GSH와 GSSG의 비율이 100:1 이상 유지되어야 세포가 손상되지 않는다. 스트레스와 독소에 노출될 경우 글루타티온 농도는 급격히 감소하므로 일정한 수준을 유지하는 것이 중요하다.

☑ 시아플렉스와 티엠플렉스는 글루타티온 환원효소를 활성화하여 환원형 글루타티온 농도를 증가시키는 글루타티온 활성화 물질이다. 또한 아미노산 원료가 풍

부한 사코플렉스(시스테인, 글리신, 글루탐산), 유황이 풍부한 설포플렉스, 천연 비타민C 제제인 비바셀C는 글루타티온의 합성과 안정성을 높여 세포 방어력을 강화한다. 특히 비바셀C는 글루타티온의 분해를 억제하여 항산화 효율을 극대화한다.

☑ 글루타티온은 다른 황산화 효소 및 미네랄과 네트워크를 이루어 작용한다. 슈퍼옥사이드 디스뮤타아제[SOD]는 아연, 구리, 망간을 보조인자로 하여 슈퍼옥사이드 라디칼$O_2^-$을 과산화수소$H_2O_2$로 전환한다. 카탈라아제[CAT]는 철을 보조인자로 하여 과산화수소를 물과 산소로 분해한다. 글루타티온 퍼옥시다아제[GPx]는 셀레늄을 보조인자로 하여 GSH를 GSSG로 산화시키며 과산화물과 지질 과산화물을 제거한다. 이와 같이 셀레늄, 아연, 구리, 망간, 철 등 미네랄은 황산화 효소의 작용에 필수적인 역할을 한다.

☑ 활성산소종의 공격력은 '퍼옥시 라디칼 > 하이드록실 라디칼 > 하이드로겐 퍼옥사이드 > 슈퍼옥사이드 라디칼' 순이다. 슈퍼옥사이드 라디칼은 종양을 직접 유발하지 못하지만, 하이드록실 라디칼은 종양을 유발할 수 있다. 더 나아가 산화된 기름[ox-LDL]에서 발생하는 퍼옥시 라디칼은 가장 독성이 강한 활성산소종으로 알려져 있다. 이 때문에 하이드록실 라디칼을 물로 전환시키는 글루타티온 퍼옥시다아제와 그 보조인자인 셀레늄의 역할은 매우 중요하다.

☑ 항산화 비타민 역시 중요한 역할을 한다. 비타민C는 대표적인 수용성 항산화제로 활성산소를 제거하고 비타민E를 재활성화하며, 글루타티온의 안정성을 높인다. 비타민E는 대표적인 지용성 항산화제로 세포막 지질의 과산화를 억제한다. 비타민A 및 카로티노이드는 세포막 안정화와 점막 보호, 면역강화에 기여한다. 또한 셀레늄, 페놀산, 플라보노이드와 함께 항산화 네트워크를 형성해 염증을 줄이고 세포를 보호한다.

## ✅ 팩트체크                                          Quiz

❶ 세포막을 보호하는 대표 비타민과 미네랄은?  —  비타민E, 셀레늄

❷ 산화된 비타민E를 환원시켜 재활성화하는 비타민은?  —  비타민C

❸ 글루타티온 퍼옥시다아제(GPx)는 ○○○을 보조인자로 필요로 한다.  —  셀레늄

❹ 글루타티온은 세포 내 가장 중요한 지용성 항산화제이다. O, X?  —  X (수용성 항산화제)

❺ 항산화 효소의 보조인자로 반드시 필요한 미네랄 5가지는?  —  아연, 구리, 망간, 철, 셀레늄

❻ 활성산소종의 공격력을 강한 순서대로 나열해보자.  —  퍼옥시 라디칼 > 하이드록실 라디칼 > 하이드로겐 퍼옥사이드 > 슈퍼옥사이드 라디칼

❼ 글루타티온은 환원형(GSH)과 산화형(GSSG)으로 존재하는데, 정상적인 경우 GSH와 GSSG의 비율이 일정 수준 유지되어야 세포가 손상되지 않는다. GSH와 GSSG의 비율은?  —  100:1 이상

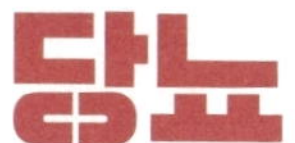

🔍 **배경지식**　　　　　　　　　　　　　　　　**Key point**

## ❶ 인슐린

☑ 당뇨병이 생기는 가장 큰 원인은 단당류의 과다 섭취와 섬유질 부족이다. 특히 밀가루 음식은 대표적인 정제 탄수화물로, 이를 끊기만 해도 당뇨병 관리에 큰 도움이 된다.

☑ 혈액 속 적혈구에 포도당이 축적된 것을 당화혈색소라 하며, 이는 장기간의 혈당 상태를 반영한다.

☑ 성장호르몬이 부족하면 당뇨병에 걸리기 쉽고, 반대로 성장호르몬이 많으면 암 발생 위험이 커진다. 또한 당뇨병 환자가 암에 잘 걸리는 이유는 인슐린이 과도하게 분비되기 때문이다.

☑ 당뇨병은 인슐린 저항성이 중요한 원인으로 작용한다. 인슐린 저항성이란 인슐린 수용체의 민감성이 감소하여 세포가 인슐린에 제대로 반응하지 못하는 상태를 의미한다. 이는 세포막 수용체와 인슐린 수용체의 손상과 관련이 있으며, 특히 수용체 호르몬인 아디포넥틴과 밀접한 연관이 있다. 감소된 인슐린 민감성은

개인의 체질에 따라 비당뇨병 상태에서도 최대 10배까지 차이를 보일 수 있다.

☑ 당뇨병 관리에 MSM(메틸설포닐메탄)이 처방되는 이유는 유황이 인슐린의 구성 성분이기 때문이다. 유황은 아디포넥틴 합성을 촉진해 인슐린 수용체를 활성화하고, 합병증을 일으키는 최종당화산물 AGEs의 생성을 억제한다. 또한 MSM은 유황뿐만 아니라 산소와 메틸기의 공급원으로서 대사 과정 전반에 긍정적으로 작용한다.

☑ 한편, 과인슐린혈증은 성호르몬 결합 글로불린 SHBG의 생성을 저하시켜 여성에게서 테스토스테론 증가를 유발하고, 이는 다낭성난소증후군의 원인이 될 수 있다. SHBG는 에스트로겐과 테스토스테론을 분해하는 역할을 하는데, 이 물질이 감소하면 체질에 따라 특정 성호르몬이 강해지면서 병적 증상이 나타난다. 특히 테스토스테론이 증가하면서 다이하이드로테스토스테론 DHT, Dihydrotestosterone이 활성화되면 다모증, 여드름, 다낭성난소증후군과 같은 증상이 나타날 수 있어 젊은 여성은 과인슐린혈증 여부를 반드시 확인할 필요가 있다.

## ❷ 췌장 베타세포

☑ 췌장의 베타세포는 인슐린을 분비하는 핵심 세포로, 당대사 항상성을 유지하는 데 중요한 역할을 한다. 그러나 여러 요인에 의해 베타세포가 손상되면 당뇨병 발병으로 이어질 수 있다.

☑ 특히 고기를 훈제하는 과정에서 발생하는 스트렙토조토신 streptozotocin은 췌장의 베타세포를 선택적으로 파괴하는 물질로 알려져 있다. 이 물질은 실험적으로도 단 한 번의 주사로 쥐의 베타세포를 90% 이상 파괴할 정도로 강력하며, 제1형 당뇨병을 유발하는 대표적인 독소이다. 따라서 유·소아에게 훈제 소시지나 바비큐 같은 가공·훈제 식품을 섭취하게 하는 것은 바람직하지 않다.

☑ 또한 제2형 당뇨병에서는 인슐린 저항성과 베타세포 기능 저하가 동시에 진행

된다. 고혈당이 지속되면 베타세포의 부담이 커지고, 인슐린 분비가 과도하게 증가하여 과인슐린혈증이 발생한다. 이 상태는 시간이 지남에 따라 베타세포 소진과 손상을 가속화하여, 결국 인슐린 분비 기능이 감소하고 당뇨병이 악화된다.

### ❸ 당뇨 OCNT

☑ 시아플렉스의 C3G는 세포막 수용체 또는 일부 핵 수용체에 결합하여 세포신호전달과 항산화 작용을 조절한다. 또한 시아플렉스의 다당류와 글리코영양소는 장점막 고유층과 세포막 수용체에 결합하여 장내 면역, 흡수, 항염증 및 항산화 작용을 지원한다.

☑ 스템플렉스의 폴리펩타이드는 주로 세포막 수용체에 결합하여 세포신호전달과 대사 조절, 항산화 작용을 강화한다. 한편, 호르몬과 비타민A, 비타민D는 핵 수용체에 결합하여 유전자 발현을 조절하며, 인슐린 민감성, 항염, 항산화, 세포 성장 및 대사 조절에 중요한 역할을 한다.

☑ 일부 시아플렉스 성분 역시 핵 수용체에 결합하여 세포 내 항산화 시스템과 인슐린 신호전달에 기여한다. 이러한 수용체 결합 과정은 세포막 신호전달에서 핵 수용체 유전자 조절로 이어지며, 대사 효율 개선과 항산화 강화에 핵심적인 역할을 수행한다.

## ✔ 팩트체크                                    Quiz

❶ 당뇨병의 3대 주범은?

밀가루, 백미, 설탕

❷ 인슐린의 분비와 활성을 조절하며 인슐린 수용체의 활성을 조절하는 미네랄은?

마그네슘

❸ 인슐린의 작용을 도와 당 대사에 중요한 역할을 할 뿐만 아니라 지방을 분해하는 역할을 하므로 다이어트, 근육 형성, 혈중 지질 개선에 좋은 영양소는?

크롬

❹ 인슐린 수용체 감수성을 높이고 당 대사에 도움을 주는 미네랄은?

크롬

❺ 인슐린을 과다하게 분비시켜 암을 유발하는 물질 3가지는?

과다 지방, 단백질, 탄수화물

❻ 우유, 베이컨, 햄에 들어 있는 췌장 파괴 성분 3가지는?

스트렙토조토신, 카제인, 아질산염

❼ 인슐린의 정상적인 모양(구조)을 갖추는 데 필요한 미네랄은?

아연

# 12  당독소

## 🔍 배경지식      Key point

☑ 당독소는 단순히 당 자체가 독소가 되는 것이 아니라, 당과 지방, 단백질이 산화되거나 결합하면서 AGEs <sup></sup>Advanced Glycation End Products, 최종당화산물가 형성되어 당독소가 된다.

☑ 당독소는 내부 당독소(대사성 당독소)와 외부 당독소(식이성 당독소)로 나뉜다. 내부 당독소는 신체 내부에서 만들어지는 것으로, 주로 산화된 저밀도 지단백질$^{ox-LDL}$에 의해 유발된다. 외부 당독소는 음식 가공 과정에서 만들어지며, 고온 가열로 발생한다.

☑ 외부 당독소의 대표적인 물질로는 벤조피렌과 아크릴아미드가 있으며, 고기나 식물을 120도 이상의 고온에서 구우면 생성된다. 이러한 외부 당독소는 1급 발암물질로, 당뇨 합병증 및 암 발생과 밀접한 관련이 있다. 삶거나 찌는 조리법에서는 거의 발생하지 않는다.

☑ 당독소는 고혈당 상태에서 췌장 베타세포에 손상을 일으켜 인슐린 분비를 저하시킨다. AGEs는 단백질, 산화지방산, 산화된 혈소판, 노폐물과 결합하여 췌장과

혈관이 손상되며, 내부 당독소의 수치는 ox-LDL의 수치와 비례한다. ox-LDL은 혈관을 파괴하는 강력한 활성산소종 역할을 한다.

☑ 당독소를 예방하거나 제거하는 방법으로는 두 가지 접근이 있다. 첫 번째는 **시아플렉스를 통한 중화 작용으로 내부 당독소를 차단**하는 것이고, 두 번째는 **비오플렉스를 통한 흡착 작용으로 외부 당독소를 제거**하는 방법이다. 시아플렉스는 당독소가 염증과 종양을 유발하는 기전을 3단계에서 모두 차단한다.

☑ 결론적으로, 당독소는 고온 가열된 식품과 내부 대사산물에서 유래하며, 췌장과 혈관 손상, 당뇨 합병증 및 암 발생에 직결된다. 이를 예방하기 위해서는 시아플렉스와 비오플렉스 등의 영양소를 활용하여 배출을 촉진하는 것이 중요하다.

☑ 세포 표면에는 당독소 [AGEs]와 결합하는 수용체인 RAGE가 있다. 이는 염증의 스위치처럼 당독소가 RAGE와 결합하면 세포 내에서 핵인자 NF-kB가 활성화되어 폭발적인 염증반응과 산화스트레스를 유발한다. 이는 혈관, 신장, 신경 합병증의 주범이다.

## ✔ 팩트체크 Quiz

❶ 당독소의 최종산물을 지칭하는 용어는?

AGEs

❷ 당독소 예방에 쓰이는 대표적인 셀메드 영양소 2가지는?

시아플렉스(중화), 비오플렉스(흡착)

❸ 당독소는 단순히 포도당이 세포에 과잉 축적되면서 직접 독성을 나타내는 물질이다. O, X?

X (당, 지방, 단백질이 산화·결합하면서 AGEs로 형성됨)

❹ 외부 당독소의 대표적인 물질로, 고기나 식물을 120도 이상의 고온에서 구우면 생성되는 물질은?

벤조피렌, 아크릴아미드

❺ 당독소는 저혈당 상태에서 췌장 베타세포에 손상을 일으켜 인슐린 분비를 저하시킨다. O, X?

X (고혈당 상태)

❻ 당독소가 피부에서 콜라겐을 딱딱하게 만들며 주름·탄력 저하를 유발하는 과정을 무엇이라고 하는가?

당화(Glycation)

❼ 혈당 변동이 클 때 증가하며, 산화스트레스를 유발해 노화를 촉진하는 당독소의 대표적 생성 요인은 무엇인가?

고혈당

 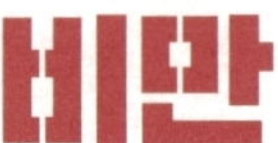

# 비만

## 🔍 배경지식 Key point

## ❶ 비만의 원인과 조절 기전

☑ 비만세포가 되는 지방세포를 백색지방세포라고 한다. 이 세포는 체내 에너지 저장 및 비만과 밀접하게 관련된다.

☑ 비만의 원인과 관련된 이론으로는 높은 세트포인트 이론, 낮은 세로토닌 이론이 있다. '높은 세트포인트 이론'은 뇌가 이미 설정한 목표 체중을 유지하려는 경향이 있다는 가설이다. 뇌가 비만과 직접적으로 연결되어 있어서 체중이 세트포인트보다 낮아지면 식욕이 증가하고, 높아지면 식욕이 억제되는 식으로 체중을 조절한다. '낮은 세로토닌 이론'에서는 세로토닌이 식욕과 감정 조절에 중요한 역할을 한다는 것을 강조한다. 세로토닌 수치가 낮은 경우에는 과식이나 탄수화물 섭취가 증가할 수 있으며, 이는 비만으로 이어질 수 있다.

☑ 비만은 후성유전질환으로 분류되며, 환경과 영양 상태, 생활습관에 따라 발현 정도가 달라진다. 후성유전영양소를 활용하면 비만 개선이 가능하며, 이는 유전자 자체를 바꾸는 것이 아니라 유전자 발현을 조절하는 방식이다.

☑ 체내 산소가 충분하면 지방분해에 의한 에너지 생산이 활발해지고, 이로 인해 식욕이 억제되는 효과가 있다. 따라서 산소 활용과 에너지 대사가 비만 조절과 밀접하게 연결된다.

## ❷ 비만 OCNT

☑ 비만과 관련된 체내 조절 기전에서 식욕과 지방대사는 여러 신경·호르몬·영양소가 복합적으로 작용한다.

☑ 식욕 부진을 유발하는 시상하부의 신경펩타이드 Y [NPY] 분비를 조절하는 미네랄은 아연이다. 아연은 식욕과 포만감을 조절하며 비만 관리에 중요한 역할을 한다.

☑ 노유파 식용유 또는 유파플렉스 섭취는 세포막 교체를 통해 노르목시아 상태가 되면서 에너지 효율이 향상한다. 노유파가 비만치료제로 작용하는 기전은 세포 내 산소포화도를 높여 지방의 에너지 대사율을 높이고 체중 감소에 기여한다.

☑ ALA(알파리놀렌산)는 세포 내 지질대사를 활성화하고 지방산 산화를 촉진하며, 항염 효과를 통해 지방세포 내 염증을 억제하고 지방 축적을 방지한다.

☑ GLP-1은 혈당 조절, 체중 감소, 식욕 억제 등 대사에 긍정적 효과를 주며, 췌장에서 인슐린 분비를 늘리고 글루카곤 분비를 줄여 혈당을 낮추고, 위 배출을 늦춰 포만감을 주면서 식욕을 억제하며, 지방 및 에너지 대사를 개선하고, 심혈관 및 신장 보호 효과까지 있어 당뇨병과 비만 치료에 핵심적인 역할을 한다. 넥시탑 파이토젠 AC는 천연 GLP-1 효능제이면서 분비촉진제로 역할을 하고, 넥시탑 파이토젠 PC는 지방합성 억제, 지방분해 촉진 효과를 낸다. 넥시탑 아디패스트 오일은 에너지 완전연소율을 높여 포만감을 증가시킨다.

☑ 단백질 섭취 또한 염증과 지방합성을 억제하는 데 기여하며, 최근에는 치아씨드 단백질이 지방세포 유래 염증과 지방신생을 억제한다는 결과가 보고되었다.

## ✅ 팩트체크                                              Quiz

❶ 비만세포가 되는 지방세포를 ○○○○세포라고    백색지방
한다.

❷ 비만의 원인과 관련된 이론으로 ○○ 세트포인트    높은/낮은
이론과 △△ 세로토닌 이론이 있다.

❸ 식욕을 조절하고 시상하부에서 신경펩타이드    아연
Y(NPY)의 분비를 억제하는 미네랄은?

❹ 콜레스테롤과 포도당의 혈중농도를 유지하게 하    비오플렉스
는 대표적인 셀메드 해독 영양소는?

❺ 비바슬림 다이어트는 뇌와 소장의 ○○○○ 농도    세로토닌
를 상승시켜 자연스러운 포만감을 유도한다.

❻ 아연은 시상하부의 신경펩타이드 Y(NPY) 분비를    O
조절하여 식욕 부진보다는 식욕 촉진에 더 크게
관여한다. O, X?

# 고지혈증

## Q 배경지식     Key point

☑ 콜레스테롤은 간에서 합성되어 혈액을 통해 각 조직으로 운반된다. 이때 조직으로 콜레스테롤을 공급하는 차량이 LDL이며, 반대로 조직에서 수명이 다한 콜레스테롤을 간으로 회수하는 차량이 HDL이다. LDL과 HDL은 서로 균형을 이루어야 하는데, 현대 의학에서는 잘못된 선악 개념으로 LDL을 과도하게 억제하는 경향이 있다. 사실 LDL은 필수적인 운반체이며, 음식 섭취와 유전적 체질에 따라 농도가 높아질 수 있으므로 과식하거나 콜레스테롤 과생성 체질인 경우에는 이를 적절히 조절할 필요가 있다. 이때 합성 스타틴보다는 천연 스타틴을 활용하는 것이 몸에 더 이롭다.

☑ 모나콜 성분 중 천연 스타틴 성분인 홍국은 콜레스테롤 생성을 막고, 양파와 마늘은 콜레스테롤 분해를 촉진하며, 식이섬유는 장에서 콜레스테롤의 흡수를 억제한다.

☑ 콜레스테롤은 또한 담즙산의 원료로 사용된다. 담즙산은 해독과 지방 유화를 주요 목적으로 하며, 담즙은 담즙산과 콜레스테롤, 인지질, 그리고 물로 구성되어 있다.

☑ 약물과 화학물질은 대부분 간에서 대사되므로 간독소로 작용하며, 이때 담즙과 함께 십이지장으로 분비되어야 한다. 식이섬유가 충분히 섭취되면 간독소는 흡착되어 대변으로 배출되지만, 식이섬유가 부족하면 회맹부에서 독소가 재흡수되어 간암이나 담도암 등의 위험이 커질 수 있다.

☑ 음식물은 소화 과정을 거쳐 간으로 흡수되며, 합성 또는 분해되어 각 조직으로 운반된다. 이 과정에서 주작용은 대사이며, 해독이 주작용은 아니다. 음식물이 충분히 소화되지 않으면 식이 항원으로 작용하여 자가면역반응을 유발할 수 있으며, 특히 단백질이 충분히 분해되지 않으면 대장에서 부패하여 대장암 발생 위험을 높인다.

☑ 담즙은 담낭과 담도를 거쳐 췌장 효소와 함께 십이지장으로 분비된다. 중성지방은 리파아제와 담즙의 작용으로 유리지방산으로 분해되며, 이때 포화지방산과 불포화지방산으로 나뉘어 체내에서 에너지로 사용되거나 대사된다.

☑ 노유파를 섭취하면 세포막 교체와 산소 활용 효율이 높아져 지방의 에너지 대사율이 향상된다. 커큐플렉스에도 노유파가 포함되어 있어 담석 청소와 체내 지방 대사 활성화에 도움을 줄 수 있다.

☑ 고지혈증에 도움을 주는 대표적인 셀메드 영양소
- 모나콜, 비바롤
- 시아플렉스, 유파플렉스, 모나콜
- 시아플렉스, 유파플렉스, 티엠플렉스

## 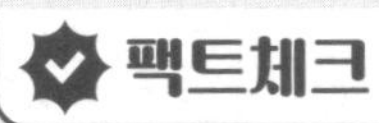 팩트체크      Quiz

❶ 모나콜 성분 중 콜레스테롤 분해를 돕는 대표 성분 2가지는?     마늘, 양파

❷ 콜레스테롤 정상화를 위해 필요한 미네랄은?     크롬

❸ 담즙 순환의 가장 중요한 목적은?     체내 독소 배출

❹ 담즙 순환의 기능을 돕는 셀메드 제품 2가지는?     비오플렉스, 커큐플렉스

❺ LDL은 해로운 콜레스테롤로 체내에서 반드시 억제되어야 하며 생리적 역할은 거의 없다. O, X?     X (LDL도 필수 운반체)

❻ 식이섬유가 부족하면 간암·담도암 위험이 증가할 수 있다. O, X?     O (식이섬유가 부족 시 간독소가 회맹부에서 재흡수됨)

❼ 노유파 섭취 시 향상될 수 있는 세포의 기능은? 세포 ○○ ○○ 효율.     산소 활용(산소 이용)

❽ 커큐플렉스에 포함되어 담석 청소와 지방대사에 도움을 주는 핵심 유지 성분은?     노유파

# 갑상샘 질환

> ## 🔍 배경지식                    Key point

☑ 갑상샘 질환의 가장 큰 원인은 자가면역반응이다. 면역계가 자기 조직을 공격하면서 갑상샘의 기능에 이상이 생기는데, 체질과 상황에 따라 서로 다른 형태로 나타난다. 일반적으로 열체질은 갑상샘기능항진증으로, 냉체질은 갑상샘기능저하증으로 발현되는 경향이 있다. 따라서 두 증상 모두 갑상샘 기능 조절을 돕는 영양요법, 예를 들어 티로플렉스 같은 처방이 활용될 수 있다.

☑ 스트레스와 독소 또한 갑상샘 기능에 큰 영향을 미친다. 과도한 스트레스나 독소 노출로 갑상샘이 과도하게 자극되면 항진증이 나타나고, 반대로 갑상샘이 지쳐 기능이 떨어지면 저하증이 발생한다. 결국 면역세포가 갑상샘을 공격하는 과정에서 개인의 체질적 특성과 면역반응 양상에 따라 항진증 또는 저하증으로 발현될 수 있다.

☑ 또한 음식 항원, 특히 우유 단백질(펩타이드) 같은 큰 분자량의 펩타이드·폴리펩타이드가 항원이 되어 항체 반응을 일으킬 수 있다. 이때 갑상샘 유전자가 과발현되면 그레이브스병(항진증), 저발현되면 하시모토병(저하증)이 발생할 수 있다.

☑ 따라서 갑상샘 자가면역질환을 근본적으로 다루기 위해서는 단순한 호르몬 보충뿐만 아니라 중금속 해독 같은 근원적 접근이 필요하다.

☑ 아연은 납과 카드뮴, 칼슘은 납, 셀레늄은 수은을 배출하는 데 도움을 주는 대표적인 영양소다. 즉, 유익한 미네랄을 통해 유해한 중금속을 몰아내는 이이제이以夷制夷 방식이다. 미네랄은 본래 인체 생리작용에 필수적일 뿐만 아니라 중금속 해독 과정에서 중요한 역할을 한다.

☑ 글루텐(밀가루 단백질)의 분자 구조는 갑상샘 조직과 매우 유사하다. 장 누수가 있는 사람이 글루텐을 섭취하면, 면역계가 글루텐을 공격하기 위해 만든 항체가 갑상샘까지 적으로 오인하여 공격할 수 있다. 이것이 하시모토 갑상샘염의 주요 원인 중 하나이므로, 갑상샘 환자는 밀가루 제한이 필수적이다.

## ✅ 팩트체크                                        Quiz

❶ 갑상샘기능저하증과 갑상샘기능항진증의 경우 ○○은 동일하지만 △△에 따라 저하 또는 항진이 결정된다.

원인/체질

❷ 갑상샘종의 주요 원인은 무엇 때문인가?

요오드 부족

❸ 요오드 부족으로 생긴 갑상샘종은?

Goiter

❹ 갑상샘 기능 유지에 가장 중요한 미네랄 한 가지와 비타민 4가지는?

아연/비타민A, B, D, E

❺ 갑상샘기능저하증의 초기에 나타나는 대표적인 3가지 증상은?

피로, 무기력(허약), 우울

❻ 갑상샘종 또는 갑상샘염에 대표적인 셀메드 영양소 3가지는?

시아플렉스, 티엠플렉스, 티로플렉스

❼ 열체질은 갑상선기능저하증으로, 냉체질은 갑상선기능항진증으로 발현되는 경향이 있다. O, X?

X

# 심혈관 질환

# 01 심혈관계의 구조

> ## 🔍 배경지식      Key point

☑ 혈관의 기본 구조는 안쪽부터 바깥쪽 순서로, 혈액 > 혈관 내피세포 > 혈관 내벽 > 혈관 중간벽 > 혈관 외벽이다.

☑ 혈압은 동맥 > 모세혈관 > 정맥 순이고, 단면적 분포는 모세혈관 > 정맥 > 동맥, 혈류속도는 동맥 > 정맥 > 모세혈관이다. 단면적이 클수록 혈류속도는 저하된다. 혈압은 모세혈관이 정맥보다 높지만, 총 단면적이 매우 크기 때문에 혈류속도는 모세혈관에서 가장 느리다.

☑ 혈관 내피세포는 단순히 혈류와 혈관벽 사이의 경계막 정도로 여겨졌으나, 현재는 다양한 생리적 기능을 가진 중요한 기관으로 인식되고 있다.

☑ 혈관 내피세포는 혈관 항상성을 유지하는 핵심 구조물로서, 혈관 확장에 중요한 산화질소를 생성할 뿐만 아니라, 프로스타글란딘과 엔도텔린 같은 혈관 활성물질의 분비를 조절하여 혈관 긴장도와 혈류를 유지한다.

☑ 또한, 백혈구 부착 방지, 혈소판 응집 억제, 동맥 평활근 증식 억제 등의 기전을 통해 혈관의 손상을 예방한다. 만약 혈관이 손상될 경우, EPC(혈관내피전구세포, 혈

관줄기세포)가 증가하여 새로운 혈관(우회혈관)을 만들어 손상 부위를 보완한다.

☑ 크레타섬 사람들은 지방 섭취가 총 칼로리의 40% 이상을 차지하지만, 심혈관 질환 발생률은 미국의 약 5%에 불과하다. 이는 지방의 양보다 질이 중요함을 보여주는 대표적 사례다.

☑ 노유파를 섭취하면 PGE1이 증가하고 산소포화도가 높아져 혈압이 내려가고 암 발생이 억제된다. 반면에 올리브유는 불완전한 PGE1이 생성되고 산소포화도가 증가되지 않으며, 노유파가 아닌 기름은 혈전과 ox-LDL의 형성을 촉진한다. 산화되지 않은 상태의 기름, 즉 노유파 기름을 섭취하는 것이 심혈관 질환의 예방에 유익하다.

☑ 비타민C와 비타민$C_2$가 부족하면 괴혈병이 발생하는데, 이 병은 콜라겐 합성(생성)이 감소되어 발병한다.

☑ 혈관 내피세포 표면은 '글리코칼릭스'라는 미끄러운 당질 층으로 코팅되어 있다. 이 층은 혈전이 들러붙는 것을 막고 혈관을 보호한다. 산화스트레스나 고혈당은 이 코팅을 벗겨내어 혈관 손상이 시작된다. 다당체와 항산화제 섭취는 이 보호막을 유지하는 데 도움을 준다.

## ✅ 팩트체크                                                          Quiz

❶ NO가 주로 발생하는 조직 명칭은?                          혈관 내피

❷ 혈관 건강의 가장 중요한 적은?                              ox-LDL

❸ 조혈 비타민과 조혈 미네랄은?                               엽산, B12/철, 구리

❹ 점막과 상피 사이에 있는 단백질은?                         결합단백질
                                                             (콜라겐, 엘라스틴)

❺ 조혈 생약 4가지는?                                         당귀, 작약, 숙지황, 천궁
                                                             (사물탕)

❻ 노유파를 섭취하면 PGE1이 증가하고 산소포화                O
    도가 높아져 혈압이 내려가고 암 발생이 억제된다.
    O, X?

❼ 혈관 항상성을 유지하는 핵심 구조물로, 혈관 확              혈관 내피세포
    장에 중요한 산화질소를 생성하고 프로스타글란
    딘과 엔도텔린 같은 혈관 활성물질의 분비를 조절
    하여 혈관 긴장도와 혈류를 유지하는 구조물은?

# 뇌혈관 질환



☑ 뇌혈관 질환은 크게 출혈성(뇌출혈)과 허혈성(뇌경색)으로 구분할 수 있다. 모세혈관이나 혈관벽이 약해지면 뇌출혈이 발생할 수 있고, 반대로 동맥경화나 혈전증이 진행되면 혈류가 막혀 뇌경색이 발생할 수 있다. 비바써큐는 뇌출혈과 뇌경색을 예방한다.

☑ '중풍 中風'은 뇌혈관 질환, 즉 뇌출혈이나 뇌경색으로 발생하는 증상을 가리킨다. 반면, '와사풍(구안와사)'은 뇌혈관 문제와는 달리 뇌신경 7번의 종창(스웰링/신경부종)으로 발생한다. 즉, 중풍은 뇌혈관을 강화하고 살리는 성분을 중심으로 관리하는 것이 중요하며, 구안와사는 신경을 보호하고 회복을 돕는 성분을 중심으로 접근해야 한다.

☑ 고령자는 수술적 처치를 피하는 것이 좋은 경우가 많다. 왜냐하면 노화로 인해 항산화력이 약화되어 과도하게 생성된 혈전이 뇌동맥을 막아 뇌경색을 유발할 위험이 크기 때문이다.

☑ 약물 요인도 뇌혈관 질환에 영향을 미칠 수 있다. 뇌경색 발생에는 과도한 혈압

강하제가 위험 요인으로, 뇌출혈 발생에는 항혈전제나 소염진통제가 위험 요인으로 작용할 수 있다.

☑ 예방 및 관리 측면에서 보면, 아로니아는 혈소판의 응집을 억제하여 혈전 형성을 막는 데 도움이 된다. 또한 식물성 효소인 브로멜라인과 파파인은 혈전 속 단백질인 피브린을 분해하여 혈전 용해 작용을 도와 혈액순환 개선과 뇌혈관 질환 예방에 유용할 수 있다. 발효한 콩에서 유래한 단백질 성분은 포스트바이오틱스로 불리며, 장내 환경 개선과 더불어 혈관 건강에도 긍정적인 영향을 줄 수 있다.

☑ 시아플렉스(혈전 억제), 유파플렉스(산소 공급), 엔자플렉스(혈전 용해) 같은 영양소 조합도 도움이 될 수 있다.

☑ 혈관이 일시적으로 막혔다가 24시간 내에 뚫려 증상이 사라지는 것을 일과성 허혈발작[TIA]이라고 한다. 증상이 사라졌다고 안심해서는 안 된다. 뇌졸중의 예고편처럼 이는 뇌혈관 상태가 한계에 다다랐다는 강력한 경고 신호이며, 곧 대형 뇌졸중이 올 수 있음을 의미하므로 즉각적인 혈관 관리가 필요하다.

## ✅ 팩트체크  Quiz

| | |
|---|---|
| ❶ 연전과 응집의 주원인은? | ROS |
| ❷ 콩을 발효하면 생성되는 물질 2가지는? | 뮤신, 낫토키나제 |
| ❸ 혈전의 대표적 종류 2가지는? | 혈소판 응집, 적혈구 연전 |
| ❹ 발효한 콩이 주성분으로 함유된 셀메드 제품 3가지는? | 엔자플렉스, 비오플렉스, 가스트론 |
| ❺ 뇌출혈 예방과 관리에 대표적인 영양소 4가지는? | 시아플렉스, 유파플렉스, 엔자플렉스, 콜라플렉스 (+예방차원 칼마플렉스) |
| ❻ 뇌혈관 내피세포 기능 장애는 혈관 확장 저하, 혈전 형성 증가, 염증반응 활성화 등으로 뇌혈관 질환 위험을 높인다. O, X? | O |
| ❼ 아스피린과 같은 저용량 항혈소판제는 이미 뇌출혈 병력이 있는 환자에게는 안전하다. O, X? | X (뇌출혈 병력 시 출혈 위험 증가 가능) |
| ❽ 뇌혈관 질환의 위험은 혈압 변동성(Variability)보다 평균 혈압(Mean BP)이 더 중요하며, 변동성은 큰 의미가 없다. O, X? | X (혈압 변동성도 뇌혈관 질환과 관련 있음) |

# 동맥경화의 원인

> ## Q 배경지식      Key point

☑ 동맥경화의 최초 원인은 활성산소 <sup>ROS</sup>이다. 활성산소에 의해 혈관 내피세포가 손상되면 LDL 콜레스테롤이 산화되어 ox-LDL로 변한다. 이 ox-LDL은 면역세포의 공격 대상이 되며, 대식세포가 이를 포식하면 거품세포 <sup>Foam cell</sup>가 형성된다.

☑ 거품세포는 동맥경화의 원인 세포로, 정상적인 상태에서는 림프절로 이동하여 제거된다. 거품세포를 림프절로 이동시키는 능력이 바로 동맥경화의 자가치유 능력이다.

☑ 동맥경화는 크게 두 가지 기전으로 발생한다. ① 혈관벽 손상형으로, 동맥 내피가 손상되면 그 부위에 혈소판과 혈전이 달라붙어 점차 굳어지고 혈관이 좁아진다. ② 거품세포 축적형으로, 동맥벽 내부에 거품세포가 축적되어 두꺼워지면서 혈관이 협착된다. 이 두 가지 기전은 단독 또는 동시에 진행될 수 있다.

☑ 동맥경화증에서 중요한 특징 중 하나는 자가면역적 성격이다. 거품세포가 적음에도 불구하고 플라크가 많이 형성되는 것은 면역 불균형 때문이며, 실제로 동맥경화도 자가면역질환적 성격을 보인다.

☑ 급성 동맥경화는 플라크의 붕괴로 발생한다. 죽상판(플라크)이 터지면 대식세포와 T세포가 대거 몰려들어 청소 과정을 시작하지만, 이 과정에서 거품세포, 혈전, 칼슘, 콜라겐 등이 한꺼번에 뭉쳐 혈관이 막히게 된다. 심근경색 환자에게서 T림프구와 대식세포가 플라크 파열 부위에서 다량 관찰되는 것도 이 때문이다.

☑ 과립구와 대식세포가 없다면 동맥경화는 거의 발생하지 않는다. 아이러니하지만 면역세포가 없다면 동맥경화는 유발되지 않는 것이다.

☑ 동맥경화의 진행 정도에 따라 임상적 위험성은 달라진다. 관상동맥이 90% 정도 막히더라도 장기간에 걸쳐 서서히 진행된 경우에는 우회혈관 Collateral circulation 이 발달하여 급성 심근경색으로 인한 사망률은 상대적으로 낮다.

☑ 반면, 관상동맥이 50% 정도 막힌 상태에서 플라크가 갑자기 파열되면 우회혈관이 충분히 형성되지 않았기 때문에 급성 심근경색과 사망 위험이 오히려 더 크다. 특히 이때는 EPC(혈관줄기세포)의 농도가 낮아 혈관 재생 능력도 떨어져 있어 치명적일 수 있다.

☑ 관상동맥우회술은 협착된 혈관을 대신할 새로운 혈류 통로를 만들어주는 수술이지만, 고령자나 전신 상태가 좋지 않은 환자에게는 수술 자체의 위험이 크다. 수술 시 사망률이 10배 증가한다.

☑ 에스키모인들에게서 최근에 동맥경화 등 심혈관 질환이 증가하고 있다. 그 이유는 과산화지질의 과다 섭취 때문이다. 산화된 기름은 ox-LDL을 생성하여 동맥경화를 촉진하며, 암 발생에도 기여한다. 따라서 산화되지 않은 기름, 즉 노유파 NOEUFA 를 섭취하는 것이 중요하다. 예를 들어, 노유파 해바라기유는 주방 식탁에서 활용하기 좋은 기름으로 권장된다.

## ✅ 팩트체크         Quiz

❶ LDL이 활성산소에 의해 산화되면 무엇으로 변하는가?     ox-LDL

❷ ox-LDL을 대식세포가 포식하여 형성되는 세포는?     거품세포(Foam cell)

❸ 동맥경화가 급성으로 진행될 때 플라크 파열 부위에 몰리는 면역세포 2가지는?     대식세포, T세포

❹ 관상동맥이 90% 정도 막혀도 서서히 진행되면 우회혈관(Collateral circulation)이 발달하여 급성 심근경색 위험이 상대적으로 낮다. O, X?     O

❺ 면역세포가 없으면 동맥경화는 발생하지 않는다. O, X?     O

❻ 거품세포가 적지만 플라크가 많이 생성되어 동맥경화증을 유발하는 이유는 면역 불균형 때문이다. 동맥경화증도 ○○○○질환적 성격을 보인다.     자가면역

# 04 동맥경화 OCNT

## Q 배경지식 Key point

☑ 동맥경화와 관련하여 염증 마커인 CRP C-Reactive Protein는 혈관 손상의 정도를 반영하는 중요한 지표이다. CRP는 스트레스와 독소가 과다하게 축적될 때 혈관 손상이 발생하면 이를 제거하기 위해 증가한다. 즉, 혈관 손상에 대한 생체의 방어 반응으로 CRP가 상승하는 것이다.

☑ 시아플렉스는 이러한 CRP 상승을 조절하는 역할을 한다. 시아플렉스는 체내 스트레스와 독소를 제거함으로써 혈관 손상을 억제하고, 결과적으로 CRP 수치를 감소시켜 혈관 염증과 동맥경화 진행을 완화한다.

☑ 동맥경화 진행에는 미네랄과 비타민의 부족도 큰 영향을 미친다. 특히 비타민K는 혈관 내 석회화를 방지하는 핵심 영양소이다. 비타민K는 MGP(Matrix Gla Protein)를 활성화하여 혈관과 장기의 석회화를 억제한다. MGP는 동시에 플라크 형성과 석회화를 유발하는 염증인자인 사이토카인의 생산을 억제하여 동맥경화를 예방한다. 반대로, 비타민K가 부족하면 뼈에서 칼슘이 분리되어 혈관에 침착하는 칼슘 패러독스 현상이 나타나고, 이에 따라 동맥경화가 촉진된다.

☑ 특히 폐경기 여성은 칼슘과 비타민K 부족으로 인해 골다공증과 동맥경화가 동시에 발생할 위험이 높다.

☑ 시아플렉스와 유파플렉스는 동맥경화의 자연치유력을 높여 동맥경화 예방에 도움이 된다. 거품세포의 이동 능력(운동능력)을 강화하여 동맥벽에서 발생한 거품세포가 림프절로 이동하여 제거되도록 돕는 것이다.

☑ 체내에 칼슘이 부족하면 뼈에서 칼슘을 빼내 혈액으로 보낸다. 이렇게 뼈에서 나온 칼슘은 뼈로 다시 들어가지 않고 혈관벽이나 세포 내에 침착되어 석회화를 유발하는 딜레마에 빠진다. 즉, 뼈는 약해지고(골다공증) 혈관은 딱딱해지는(동맥경화) 현상이 동시에 발생한다. 이를 막기 위해 마그네슘과 비타민K가 필수적이다.

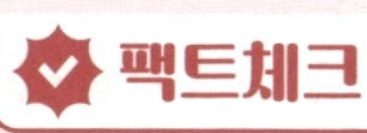

## 팩트체크              Quiz

❶ 동맥경화와 관련된 염증 마커는? | CRP

❷ 시아플렉스는 CRP 수치를 ○○시켜 혈관 염증과 동맥경화 진행을 완화한다. | 감소

❸ 50대 이상의 발기부전증에서 공통으로 나타나는 기저질환은? | 동맥경화

❹ 폐경기 여성은 ○○과 △△△△ 부족으로 인해 골다공증과 동맥경화가 동시에 발생할 위험이 높다. | 칼슘/비타민K

❺ 거품세포를 림프절로 이동시키는 셀메드 영양소 2가지는? | 시아플렉스, 유파플렉스

❻ CRP(C-Reactive Protein)의 상승은 단순 질병 발생 때문이 아니라 혈관 손상에 대한 생체 방어 반응으로도 나타난다. O, X? | O

❼ ○○○○가 부족하면 뼈에서 칼슘이 분리되어 석회화되고 동맥경화를 유발한다. | 비타민K

# 고혈압의 기전

**🔍 배경지식**　　Key point

☑ 고혈압은 심장과 혈관의 부조화로 발생하는 질환이다. 정신적·육체적 스트레스, 과로, 불면 등으로 심장이 강하게 수축하면 혈압이 상승한다. 또는, 동맥이 경화되어 유연성을 잃으면 혈류가 원활하지 않아 반동성 수축으로 혈압이 상승한다.

- 심근수축력이 강해지면 혈압이 상승한다.
- 동맥경화로 혈압이 상승한다.

☑ 고혈압을 근본적으로 관리하는 방법

- 몸을 너무 강하게 다루지 않는다: 운동, 불면, 과로 주의
- 마음을 너무 혹사하지 않는다: 불안, 초조, 고민, 공포 주의
- 동맥경화를 회복시킨다: 시아플렉스, 유파플렉스, 티엠플렉스, 커큐플렉스, 카로플렉스, 마칼플렉스

☑ **혈관은 강한 스트레스를 받으면 먼저 강하게 수축하게 된다.** 이후 개인의 체질이나 상황에 따라 혈관은 지속적 확장 또는 반동성 확장을 보인다. 이러한 혈관 반응은 질병과 직결되는데, 대표적인 예가 고혈압과 편두통이다.

- ☑ 흥미로운 점은 고혈압과 편두통의 근본 원인이 동일하다는 것이다. 현대 의학에서는 확장을 원인으로 보기 때문에 편두통에는 혈관을 수축시키는 이미그란을 처방한다. 세포교정학에서는 수축을 원인으로 보기 때문에 고혈압에는 혈관 수축을 완화하는 시아플렉스를 처방한다. 즉, 원인을 무엇으로 보느냐에 따라 처방 전략은 극과 극으로 달라진다.

- ☑ 혈관 내피세포는 혈관 건강 유지에 핵심적인 역할을 한다. 그러나 활성산소의 대표 물질인 ox-LDL에 의해 손상되면 손상된 내피세포에 혈관 부착성분인 ICAM과 VCAM이 증가하여 백혈구, 혈소판 등이 달라붙고 염증을 유발한다. 또한, 내피세포 손상으로 인해 혈관 확장을 유도하는 산화질소의 생성 능력이 저하되어 동맥경화와 혈관 수축 현상이 나타난다. 손상된 혈관에는 ox-LDL, 혈전, 칼슘, 백혈구 등이 특히 잘 부착되어 혈류 저항을 증가시키고 혈관 건강을 악화시킨다.

- ☑ 건강한 대동맥은 심장이 피를 뿜어낼 때(수축기) 풍선처럼 늘어나서 압력을 저장했다가, 심장이 쉴 때(이완기) 다시 줄어들면서 피를 말초로 밀어내는 '윈드케셀 효과'를 발휘한다. 이 작용 덕분에 우리 몸은 심장이 쉴 때도 끊김 없이 혈액을 공급받는다. 그러나 동맥경화로 혈관이 딱딱해지면 이 완충 작용이 사라져, 수축기 혈압은 치솟고 이완기 혈압은 뚝 떨어지는 '맥압 증가'가 발생하여 장기 손상을 가속화한다.

## ✪ 팩트체크 Quiz

**❶** 혈관은 강한 스트레스를 받으면 강하게 수축하게 되는데, 개인의 체질이나 상황에 따라 혈관은 지속적 확장 또는 반동성 확장을 보인다. 이런 상황에서 발생하는 대표적인 질환 2가지는?

고혈압, 편두통

**❷** 혈압 상승에 직접적으로 기여하는 심장 기능은?

심근수축력

**❸** 혈관 내피세포가 손상되면 부착성분이 2가지가 증가하여 염증을 유발한다. 2가지는 무엇인가?

ICAM, VCAM

**❹** 심장이 강하게 수축하면 혈압이 상승할 수 있지만, 동맥경화는 혈압과 관련이 없다. O, X?

X (동맥경화도 혈압 상승에 영향)

**❺** 현대 의학에서는 편두통의 근본 원인을 혈관 수축으로 보기 때문에 혈관 확장을 억제하는 약을 처방한다. O, X?

X (현대 의학에서는 확장을 원인으로 봄)

**❻** 혈관 내피에서 분비되어 혈관 확장을 유도하는 주요 물질은?

NO(산화질소)

# 06 산화질소$^{NO}$의 혈관 확장

## 🔍 배경지식      Key point

- ☑ 산화질소$^{NO}$는 혈관 확장, 혈전 생성 억제, 혈소판 응집 억제, 평활근 증식 억제, 백혈구 부착 억제 등 혈관 항상성을 유지하는 핵심 분자로, NO가 없으면 혈관 근육과 신경 기능이 마비되어 몇 분 이내로 사망할 수도 있다.

- ☑ NO는 단순히 혈관에 작용하는 것을 넘어 신경전달 조절과 면역 개시 조절에도 중요한 역할을 한다.

- ☑ NO는 NOS(산화질소 합성효소)에 의해 생성되며 NO의 생성을 위해서는 아르기닌이 필수 전구체로 사용된다. 이는 아르기닌이 질소를 많이 포함하고 있어 구조적으로 산화질소 생성에 적합하기 때문이다. 그 외 보조 전구체로 시트룰린, 질산염, 아질산염이 있으며, 인체에 필요하고 효율적인 순서는 아르기닌 → 시트룰린 → 질산염 → 아질산염이다.

  - eNOS: 혈관 내피세포에서 생성 → 혈관 확장이 주 역할
  - iNOS: 대식세포에서 생성 → 면역반응과 관련
  - nNOS: 신경세포에서 생성 → 신경전달 조절

☑ NO 생성 과정에서 NOS의 활성과 안정성은 황산화 효소, 특히 SOD에 의해 결정된다. SOD가 부족하면 ROS가 증가하여 NOS가 파괴되고 NO가 감소하게 된다.

- 아르기닌+NOS → NO
- 질산염+박테리아 → 아질산염 → NO

☑ 활성형 안토시아닌은 칼슘과 협력하여 NOS를 활성화하며, 많아진 칼슘은 NO를 증가시키고, NO는 칼슘의 혈관 내 유입을 억제하여 혈관을 확장시키는 피드백 작용을 한다. 또한, ROS의 과잉은 NO와 반응하여 $ONOO^-$를 형성하고, eNOS 기능을 억제한다. 이에 따라 혈관 내 NO 생산이 감소하게 된다.

☑ NO는 혈관 평활근에서 cGMP를 활성화하여 칼슘 농도를 감소시키고 혈관을 확장한다. NOS는 혈관 내피세포에서 주로 발견되며, cGMP는 혈관 평활근에서 가장 많이 관찰된다.

☑ NOS에 의해 생성된 NO는 약 24시간 동안 혈관이 혈소판이나 백혈구 등 입자에 달라붙지 않도록 유지하면서 혈관을 확장하는 역할을 한다.

☑ NO의 감소는 ROS 증가와 밀접한 관련이 있다. ROS가 많아지면 NOS의 활성이 억제되어 NO 생산이 줄어들며, 이는 동맥경화, 혈관 수축, 혈압 상승 등 다양한 심혈관 질환을 유발할 수 있다. NO 감소와 관련된 중요한 효소는 SOD로, SOD가 결핍되면 ROS가 증가하고 NOS가 손상되어 NO가 감소하게 된다.

## ✪ 팩트체크     Quiz

❶ 면역반응과 관련된 대식세포에서 생성되는 NOS
는?     iNOS

❷ NO 생성에는 아르기닌이 필수 전구체로 사용된
다. O, X?     O

❸ ROS가 많아지면 ○○○의 활성이 억제되어 NO
생산이 줄어들며, 이는 동맥경화, 혈관 수축, 혈압
상승 등 다양한 심혈관 질환을 유발할 수 있다.     NOS

❹ NO 감소는 어떤 심혈관 질환과 관련이 있는가?     동맥경화, 혈관 수축, 혈압 상승

❺ eNOS는 신경세포에서 생성되어 주로 혈관 확장
에 관여한다. O, X?     X (eNOS는 혈관 내피세포에서 생성, 혈관 확장이 주 역할)

❻ NO는 혈관 평활근에서 cGMP를 활성화하여 칼
슘 농도를 증가시키고 혈관을 확장한다. O, X?     X (cGMP를 활성화하여 칼슘 농도를 감소)

❼ 활성형 안토시아닌은 eNOS 활성화를 위해 어떤
이온과의 협력이 필요한가?     칼슘

# 고혈압 OCNT

---

## 🔍 배경지식 Key point

☑ 고혈압은 혈관 수축과 혈관 저항의 증가, 그리고 혈액량 증가 등 다양한 요인으로 발생하며, 이를 조절하는 핵심 요소 중 하나는 미네랄과 NO(산화질소)이다.

☑ 혈액 내 미네랄은 혈압에 직접적인 영향을 미친다. 칼슘은 혈관 수축 미네랄, 마그네슘은 혈관 확장 미네랄로 이해할 수 있다.

- 세포 내 칼슘 $^{Ca^{2+}}$ 증가: 혈관 평활근 수축 촉진 → 혈압 상승

- 세포 내 마그네슘 $^{Mg^{2+}}$ 증가: 혈관 확장 촉진 → 혈압 하강

- 세포 내 염소 $^{Cl^-}$ 증가: 부교감신경 활성화 → 혈압 하강

- 세포 외 칼륨 $^{K^+}$ 증가: 이뇨 작용 촉진 → 혈압 하강

- 세포 외 나트륨 $^{Na^+}$ 증가: 혈액량 증가 → 혈압 상승

☑ 고혈압 조절에는 마그네슘, 아르기닌, 플라보노이드와 같은 영양소가 효과적이며, 저혈압으로 과도하게 낮추지 않는다는 장점이 있다.

- 마그네슘: 혈관 확장 및 평활근 이완

- 아르기닌: NO 전구체로 작용하여 혈관 확장

- 플라보노이드: NOS 활성화 및 항산화 효과

☑ 시아플렉스는 고혈압 관리에서 핵심 역할을 한다. NO 보충을 위해서는 시아플렉스+사코플렉스 조합이 가장 효과적이며, 이는 천연 식물성 혈관 확장제로 작용한다. 주요 적용 증상은 고혈압, 협심증, 심부전, 근위축증, 발기부전증이다.

- NOS 활성화: NO 생합성을 촉진
- cGMP 증가: 평활근 내 칼슘 농도 저하 → 혈관 확장
- ACE 억제: 혈압 상승을 막는 추가 기전

☑ 추가적으로 비타민P(플라보노이드)로써 C3G는 NOS 보조 효소로 작용하고, 강력한 후성유전 조절 기능을 포함한다. 마칼플렉스, 화평원, 주바플렉스는 혈압 상승과 스트레스성 혈관 수축에 대응한다.

☑ 혈압은 심장과 혈관뿐만 아니라 뇌(중추신경계)에 의해서도 조절된다. 억제성 신경전달물질인 GABA는 교감신경의 과도한 흥분 신호 Sympathetic Outflow를 차단하여 혈관 수축을 막는다. 따라서 스트레스로 인한 고혈압 환자에게는 단순 혈압강하제보다 GABA 수용체를 활성화하여 심리적 안정과 혈관 이완을 동시에 유도하는 영양요법이 효과적이다.

## ✅ 팩트체크                                                    Quiz

❶ 피부에서는 많아서 문제가 되고 혈관에서는 적어서 문제가 되는 생체 물질은?

cGMP

❷ 대사체 산화질소 중 인체에 무해하고 유익한 필수 영양소는?

아르기닌

❸ 혈관 석회화를 억제하는 비타민과 미네랄은?

비타민K/마그네슘

❹ 혈액 내 미네랄은 혈압에 직접적인 영향을 미친다. ○○은 혈관 수축 미네랄, △△△△은 혈관 확장 미네랄로 이해할 수 있다.

칼슘/마그네슘

❺ 혈압을 감소시키는 가장 중요한 필수영양소 3종은?

마그네슘, 아르기닌, 플라보노이드

# 혈류 저하



## 🔍 배경지식     Key point

### ❶ 빈혈

☑ 빈혈은 혈액 내 적혈구 수나 헤모글로빈 농도가 부족하여 조직에 산소를 충분히 공급하지 못하는 상태를 말한다. 크게 '적혈구성 빈혈'과 '세포막성 빈혈'로 분류된다.

☑ 적혈구성 빈혈은 말 그대로 적혈구 수나 헤모글로빈이 부족하여 발생하는 형태로, 대표적으로 '소적혈구 빈혈'과 '대적혈구 빈혈'이 있다.

☑ 소적혈구 빈혈은 철분 결핍으로 인해 헤모글로빈 합성이 원활하지 못해 발생하며, 반대로 대적혈구 빈혈은 비타민 결핍으로 발생한다. 특히 비타민B$_{12}$와 엽산(비타민B$_9$)의 부족이 주요 원인이다. 이러한 경우 헤모플렉스와 같은 영양소가 헤모글로빈과 적혈구의 생성을 돕는다.

☑ 반면, 세포막성 빈혈은 적혈구의 수는 충분하지만 적혈구의 세포막이 손상되면서 기능을 제대로 수행하지 못하는 경우에 발생한다. 이때는 세포막 성분을 보강하고 산소 운반 능력을 높여주는 유파플렉스(산소자석)가 도움이 된다.

☑ 즉, 빈혈은 단순히 혈액이 부족한 상태가 아니라, 적혈구 자체의 결핍이냐, 세포막의 손상이냐에 따라 원인과 관리 전략이 달라진다고 할 수 있다.

## ❷ 부종

☑ 혈류는 '동맥혈류'와 '정맥혈류' 두 가지로 분류된다. 동맥혈류는 심장의 박동과 동맥 평활근의 수축·이완 작용으로 결정되는 반면, 정맥혈류는 정맥 판막과 주변 근육의 수축·이완 작용, 그리고 흉곽의 호흡운동에 의해 결정된다.

☑ 정상적인 정맥혈류와 동맥혈류는 중력의 영향을 크게 받지 않지만, 노화가 진행되면 중력의 영향을 받아 혈류속도가 현저하게 저하되는 경향이 있다.

☑ 종아리가 붓는 증상은 정맥혈류 속도가 저하되어 압력이 높아지면 체액이 혈관으로 회수되지 못하고 조직에 정체되기 때문에 나타나는 것이다. 세포간액, 즉 노폐물이 많은 체액이 정맥혈관으로 유입되어 소변으로 배출되기 위해서는 압력이 높은 조직에서 낮은 혈관으로 이동해야 하며, 이는 모세혈관의 정수압과 삼투압의 균형인 스타링의 힘에 의해 결정된다. 따라서 혈류속도가 매우 중요한 요소이다.

☑ 귀가 먹먹해지는 현상도 체액이 조직에 정체되어 발생하는 경우가 많다. 이때 한방에서 영계출감탕과 같은 이수 작용이 있는 약제를 사용할 수 있으며, 이는 부작용이 적은 대증요법이다. 그러나 궁극적인 원인요법은 혈류속도를 개선하는 것이다.

☑ 혈류속도를 개선하기 위해서는 시아플렉스, 유파플렉스, 뉴타플렉스, 콜라플렉스, 칼마플렉스가 도움이 된다. 이들은 평활근과 정맥 판막 세포를 강화하는, 한마디로 근육을 만드는 처방이다. 신경 근육에 필요한 미네랄, 세포막 영양소, 근육의 구성 원료, 근육을 보호하는 영양소, 근육의 미토콘드리아 에너지원 등이 필요하며, 이러한 영양소는 근육을 만들고 보호하며 작동하게 한다. 이와 같은

처방은 정맥류, 하지 부종, 수분 정체 현상, 이명, 울혈, 혈류 정체 등에 적합하다.

☑ 은행잎, 아로니아, 히비스커스는 혈액순환을 개선하고 정맥혈관을 강화한다. 병풀과 직포도잎은 정맥류 개선에 효과적이며, 클로렐라 나노입자는 세포에 산소를 공급한다. 또한 식물성 효소인 브로멜라인은 염증을 용해한다.

☑ 비 오는 날에 부종과 통증이 심해지는 이유는 저기압 상태에서 혈관과 림프관, 체조직이 확장되어 압력차가 줄어들기 때문이다. 저기압 상태에서는 기분이 우울해지고 혈압이 떨어지며, 이에 따라 체액이 쉽게 정체되고 통증이 악화되는 경우가 많다. 따라서 비 오는 날 부종과 통증을 호소하는 사람에게는 이수 작용과 함께 신장을 재생하는 신수원을 추가하는 것이 도움이 된다.

☑ 또한 식이요법으로는 나트륨이 많이 함유된 고기 섭취를 줄이고, 칼륨이 풍부한 채소를 충분히 섭취하는 것이 부종 관리에 바람직하다.

## ❸ 하지정맥류

☑ 정맥류는 정맥의 압력이 증가하여 혈관이 부풀어 오르는 질환이다. 대표적으로 식도정맥류는 간경변이 주원인이고, 항문정맥류(치질)는 복압이 주원인이며, 하지정맥류는 판막 기능 부전이 주원인이다.

☑ 서 있는 자세는 누워 있는 자세보다 다리 정맥에 약 10배 정도 더 큰 압력을 가한다. 이처럼 하지에 압력이 지속적으로 높아지면 정맥 판막과 혈관이 손상되고, 심장으로 올라가야 할 혈액이 아래로 역류한다. 이 과정에서 혈관벽이 팽창하면서 하지정맥류가 발생한다. 따라서 하지정맥류는 판막과 혈관 손상으로 인한 역류성 혈관질환이라고 할 수 있다.

☑ 배에 힘을 많이 주면 항문 정맥의 압력이 급격히 올라가 치질이 발생하기 쉽다. 그러나 근육이 단단하고 정맥벽이 튼튼한 사람은 동일한 복압에도 정맥류 발생 위험이 낮다.

☑ 이러한 메커니즘은 역류성 식도염과도 유사하다. 식도에서도 판막이 손상되면 위 내용물이 역류하여 염증이 발생하듯, 하지정맥류 역시 판막 손상으로 인한 혈액 역류와 혈관 확장이 본질적인 원인이다.

☑ 하지정맥류는 단순히 판막만의 문제가 아니라, 정맥벽을 지지하는 결합조직이 약해져서 발생한다. 지속적인 정맥압 상승은 정맥벽 내의 콜라겐과 엘라스틴을 분해하는 효소MMPs를 활성화시킨다. 이로 인해 정맥벽이 '늘어난 고무줄'처럼 탄력을 잃고 확장된다. 따라서 정맥류 관리에는 혈관벽의 탄력을 복구하는 콜라겐(콜라플렉스)과 MMPs 활성을 억제하는 강력한 항산화제(시아플렉스)의 병용이 필수적이다.

## ✔ 팩트체크                                                Quiz

❶ 적혈구의 기능 유지에 필요한 영양소 3가지는? | 엽산, 헴철, 비타민$B_{12}$

❷ 빈혈증에 대표적인 셀메드 영양소 2가지는? | 유파플렉스, 헤모플렉스

❸ 비타민 중 빈혈과 관계있는 비타민 3가지는? | 엽산, 비타민C, 비타민$B_{12}$

❹ 부종 발생과 이뇨 작용에 관여하는 대표적인 미네랄 2가지는? | 나트륨, 칼륨

❺ 하지정맥류 개선에 도움이 되는 대표적인 셀메드 영양소 3가지는? | 콜라플렉스, 시아플렉스, 비바써큐

❻ 적혈구에 핵이 없는 이유는? | 산소 운반을 효율적으로 하기 위해

❼ 대표적인 정맥류의 종류 3가지는? | 하지정맥류, 식도정맥류, 항문정맥류(치질)

❽ 만성질환성 빈혈은 철분 보충제를 복용하면 빠르게 개선된다. O, X? | X (철 이용 장애 문제라 보충만으로는 잘 안 나음)

❾ 빈혈은 크게 적혈구성 빈혈과 세포막성 빈혈로 분류된다. O, X? | O

# Chapter 06

# 소화기,
# 신장질환

# 위 질환

## 🔍 배경지식      Key point

### ❶ 소화불량

☑ 인체의 소화 과정에서 가장 먼저 작동하는 중요한 물질은 위액이다. 위액에는 위산, 트립신 등이 포함되어 있다. **위액을 잘 관리하는 것이 모든 소화, 해독, 면역의 출발점**이다. 만약 위액에 문제가 생기면 소화불량, 장 누수, 면역 이상, 해독 장애 등 다양한 문제로 이어질 수 있다.

☑ 인체에는 현재까지 약 2,000여 종의 효소가 알려져 있으며, 이 중 약 20여 종이 소화 효소이고 나머지는 모두 대사 효소이다. **소화 효소는 음식물을 분해하여 체내 흡수를 돕고, 대사 효소는 체내 에너지 대사와 해독 과정에 관여**한다.

☑ 콩류를 발효하면 낫토키나제가 생성되며, **낫토키나제는 브로멜라인, 파파인, 췌장 효소처럼 혈전을 용해시키는 효소**로 잘 알려져 있다. 또한 엔자플렉스와 비오플렉스에는 대두 발효 분말을 주원료로 한 포스트자임 효소가 포함되어 있어 소화와 대사 과정에 도움을 준다.

☑ 소화불량, 위장 질환에 도움을 주는 대표적인 셀메드 영양소

- 위장 질환 기본: 시아플렉스+가스트론

- 위염 3총사/4총사: 시아플렉스, 엔자플렉스, 양위보

  또는 시아플렉스+아쿠아 3종

- 스트레스성 위염: 시아플렉스, 주바플렉스

- 소화불량: 엔자플렉스, 커큐플렉스 캡슐, 소체환 또는 양위보 이지/엔자플렉스

## ❷ 소화성 염증·궤양

☑ 알코올이나 고지방식은 하부식도 괄약근의 조이는 힘$^{Tone}$을 감소시킨다. 과식한 상태로 누우면 위 내용물이 식도 근처에 위치하게 되어 위 식도 역류가 발생하기 쉬운 조건을 갖추게 된다. 이로 인해 아침에 일어나면 목이 칼칼하고 목소리가 쉬는 현상인 호러스니스$^{Hoarseness}$가 나타날 수 있으며, 이는 밤새 괄약근이 중간중간 열리면서 위 내용물이 식도로 역류했기 때문이다.

☑ 위산과다는 역류성 식도염을 고통스럽게 할 수 있지만 직접적인 원인은 아니다. **역류성 식도염의 주된 원인 중 하나는 위산저하이다.** 위산이 부족하면 음식물 소화가 제대로 이루어지지 않아 위 내용물이 역류하게 된다.

☑ **위산저하로 인한 소화장애는 위와 장내 균총 불균형을 유발하며, 특히 헬리코박터균과 장내 유해균이 급증한다.** 균이 증가하면 과립구가 증가하게 되고, 이러한 만성염증 반응은 장기적으로 암과 자가면역질환 발생의 원인이 될 수 있다.

☑ 기침을 자주 하거나 쉰 목소리, 목이 간질간질 입맛이 쓰고 트림이 나오는 등의 역류성 식도염 증상에는 하트베리 블랙이 주로 처방된다(약 80%). 또한, 주바플렉스로 부교감신경을 활성화하고, 칼마플렉스로 평활근 수축·이완을 활성화한다.

☑ 제산제와 PPI(프로톤펌프 억제제)는 장기간 복용하면 위산 분비를 과도하게 억제하여 위산저하를 초래할 수 있어 장기 복용은 위험하다(발암물질).

## ✅ 팩트체크                                        Quiz

**❶** 인체의 소화 과정에서 가장 먼저 작동하는 중요한 물질로, 위산, 트립신 등이 포함되어 있는 생체 물질은?

위액

**❷** 역류성 식도염의 대표적인 원인은?

위산저하

**❸** 십이지장궤양으로 등통과 복통이 심할 때 처방할 수 있는 대표적인 셀메드 영양소는?

가스트론

**❹** 낫토키나제와 뮤신이 들어있는 것은?

엔자플렉스, 비오플렉스

**❺** 역류성 식도염, 위하수에 처방하는 대표적인 셀메드 영양소 4가지는? (한방 제외)

시아플렉스, 가스트론, 칼마플렉스, 콜라플렉스

**❻** 하부식도괄약근(LES)의 톤 감소는 위산과다가 아니라 알코올·고지방식 등으로 인한 신경근 조절 이상이 주요 원인 중 하나이다. O, X?

O

**❼** PPI는 단기적으로는 위산과다 증상을 완화하지만, 장기 사용 시 위산저하, 균총 교란, 영양소 흡수 장애를 유발할 위험이 있다. O, X?

O

# 02 설사·변비·장염



☑ 변비가 지속되면 대변 내에 담즙산이 갇혀 재흡수가 되지 않으며, 이로 인해 담석이 발생할 위험이 높아진다.

☑ 감을 섭취한 후 변비가 생기는 경우가 있는데, 그 이유는 감 속에 포함된 탄닌 성분 때문이다. 탄닌의 수렴작용으로 장내 수분이 흡수되고 대변이 딱딱해져 변비가 생긴다.

☑ 설사는 장벽에서 수분이 제대로 흡수되지 않는 상태이며, 장벽이 손상될 경우 장점막을 복구하고 수분이 원활히 흡수되도록 관리해야 탈수를 방지할 수 있다.

- 장벽을 재생하고 세균이나 바이러스를 억제하는 영양소

- 미네랄 결핍으로 혈액의 pH와 삼투압에 문제가 없도록 하는 영양소

- 작은 물로 만들어 흡수가 원활하도록 탈수를 방지하는 영양소

- 위산을 정상적으로 유지하여 장내 이상 세균의 증식을 억제하는 영양소

☑ 설사 및 변비 관리에 사용되는 대표적인 셀메드 영양소

- 마칼플렉스, 비오플렉스, 유파플렉스 스틱포, 에피바이옴, 비피도산야초 액, 파

바로인 정제

☑ 장점막 밑에는 파이어판 **Peyer's patch**이라는 조직이 존재하며, 면역세포를 생성하는 중요한 역할을 한다. 파이어판을 자극하여 장 면역력을 증강시키는 물질은 활성형 펩타이드와 다당체로, 엔자플렉스와 비오플렉스에는 이러한 성분이 풍부하게 포함되어 있다. 또한 포스트자임에 함유된 대두와 산야초의 발효과정에서 다당체와 펩타이드가 활성형으로 생물 전환된다.

☑ 장염에 사용되는 대표적인 셀메드 영양소

- 파라곤, 애플 비니거, 비오플렉스
- 파라곤, 디박틴, 애플 비니거, 비오플렉스, 해포부스터, 하트베리 블랙
- 애플 비니거, 비오플렉스, 아쿠아 3종

☑ 건강한 장은 약산성을 유지하여 병원성 세균의 증식을 막는다. 그러나 장염이 발생하면 장내 환경이 알칼리화되어 유해균이 급증한다. 이때 애플 비니거와 같은 유기산은 장내 pH를 즉각적으로 낮추어 유해균을 억제하고, 장점막 세포의 에너지원으로 쓰여 느슨해진 장벽(장 누수)을 복구하는 데 도움을 준다.

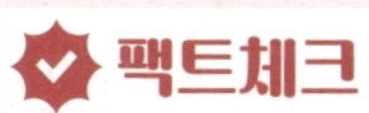 **팩트체크** Quiz

❶ 감 속에 포함된, 변비를 유발하는 성분은? | 탄닌

❷ 장점막의 면역력 증강을 위해 파이어판을 자극하는 성분은? | 활성형 펩타이드와 다당체

❸ 장점막 밑에 존재하는 파이어판은 면역세포를 생성하는 역할을 한다. O, X? | O

❹ 변비 및 설사 관리에 사용되는 셀메드 대표 영양소 3가지는? | 마칼플렉스, 비오플렉스, 유파플렉스

❺ 설사 증상 완화와 장벽 회복에 도움을 주는 대표적인 셀메드 영양소는? | 시아플렉스, 아쿠아 SAC, 시아플렉스 미네랄 죽염, 하트베리 블랙

❻ 활성형 펩타이드와 다당체는 파이어판을 직접 자극하여 IgA 분비를 증가시키는 장점막 면역 증강 기전과 연관이 있다. O, X? | O

❼ 장점막 회복을 통해 Tight junction 기능을 강화하면 설사의 회복 속도가 빨라지는 것은 정당한 생리학적 설명이다. O, X? | O

# 03 마이크로바이옴

## 🔍 배경지식     Key point

☑ 장내 세균총은 인간의 면역, 소화, 대사 등 다양한 생리현상에 중요한 역할을 수행한다. 장내 유익균(프로바이오틱스)의 주요 역할은 생리활성 펩타이드, 즉 포스트바이오틱스를 생성하는 것이며, 포스트바이오틱스는 인체 효소, 대사 효소 및 소화 효소 역할을 수행한다. 포스트바이오틱스는 단백질, 비타민, 미네랄, 미생물 성분으로 구성된다.

☑ 장내 유익균의 품질과 숫자는 유산균이 아닌 식이섬유(프리바이오틱스)에 의해 결정된다. 프리바이오틱스와 프로바이오틱스를 함께 사용하면 시너지 효과가 나타나며, 이를 신바이오틱스 Synbiotics라고 한다.

☑ 장내 유익균이 면역세포의 공격을 받지 않는 현상을 면역관용이라 한다. 최근에 아토피, 자가면역증, 염증성 장질환이 급증하는 것은 생후 1년간 불충분한 항원 접촉으로 인한 면역관용 저해가 원인이다.

☑ 유익균은 자가항원으로 인식되어 면역반응을 조절하고, 유해균은 이상 항원으로 인식되어 염증반응을 촉진한다.

☑ 유산균은 전체 장내 세균의 약 1% 정도를 차지하는 소수균으로, 우유를 발효하면서 젖산을 생성한다. 과도한 유산균 증식이나 젖산 생성은 정상적인 유익균의 성장을 억제하거나 사멸시키며, 면역력이 저하된 경우 패혈증 등의 위험을 증가시킬 수 있다.

☑ 따라서 유산균은 과도하게 외부에서 공급해서는 안 되며, 위액은 pH 1~2를 유지하여 살균, 소화, 유해균 억제 기능을 수행할 수 있도록 해주어야 한다.

☑ 양질의 프로바이오틱스는 토양균과 식물균에서 주로 발견되며, 장내 유익균의 먹이가 되는 식이섬유와 적절한 pH 환경이 유지될 때 장내 세균총은 안정적으로 유지된다. 장내 유익균이 충분하면 면역, 소화, 대사, 신경전달 등 모든 생리현상이 정상적으로 작동한다.

☑ 장내에는 약 1,000종의 다양한 균이 공생하고 있으며, 외부에서 공격성이 강한 유산균이 과도하게 유입되면 기존 장내 세균 공동체에 악영향을 미칠 수 있다. 따라서 유익균을 늘리고, 장내 세균총의 균형을 잡는 핵심 요인은 외부 유산균 투입보다 식이섬유 공급과 pH 조절이 우선이다.

☑ 비오플렉스와 하트베리 블랙이 모든 처방의 기본이 되어야 장내 세균총이 정상화되어 모든 생리현상이 정상적으로 작동할 수 있다. 비오플렉스와 하트베리 블랙은 장내 환경을 개선하고 구강 및 장내 염증을 억제하며 저산증을 개선한다.

## ✅ 팩트체크　　　　　　　　　　　　　　　Quiz

❶ 장내 유익균은 전체 장내 세균의 약 1% 정도만 차지한다. O, X?

O

❷ 한방 과립제에는 유당과 옥수수전분 등의 부형제가 80%까지 함유되는데, 이로 인해 장내 유해균이 증가하여 (　　　　　　　　　　)를 초래한다.

디스바이오시스
(장내 세균총 불균형)

❸ 장내 세균총을 정상화하는 대표적인 셀메드 영양소 2가지는?

비오플렉스, 하트베리블랙(pH 개선)

❹ 유산균은 유익한 균이므로 과다 공급해도 장내 세균총에 긍정적인 영향을 준다. O, X?

X (장내 세균총의 안정화를 위해서는 유산균 과다 공급보다 식이섬유 공급과 pH 조절이 우선)

❺ 장내 유익균이 면역세포의 공격을 받지 않고 공생을 유지하도록 하는 면역조절 현상은 무엇인가?

면역관용

❻ 장내 유익균은 '자가항원', 유해균은 '이상 항원'으로 인식되는 면역학적 구분은 무엇을 반영하는가?

항원 인식(면역 인식)

❼ 토양균·식물균 기반 세균이 장내에서 안정적으로 자리 잡기 위해 필요한 장내 환경 조절 요소는?

pH 조절

#  비뇨기·신장질환



☑ 신장결석은 옥살산과 칼슘이 과다하게 결합하면 형성될 수 있는데, 칼슘은 장에서 옥살산과 결합하여 흡수되지 않는 옥살산 칼슘을 형성하여 이 결합체를 대변으로 배출시킨다. 이를 통해 혈중 옥살산 농도를 낮춰 신장에서 옥살산 결석이 형성되는 것을 억제한다.

☑ 신장 기능이 저하된 자가면역 환자에게서 단백뇨가 나타나거나 신기능 회복이 필요한 경우, 시아플렉스, 유파플렉스, 신수원, 비오플렉스를 병용하면 신장 회복과 기능 개선에 도움을 줄 수 있다.

☑ 신수원은 신장의 이수 작용과 재생 작용을 동시에 지원하여 신장 건강을 유지하도록 돕는다. 또한 시아플렉스는 스트레스와 독소로 손상된 신장의 기능 회복에 도움을 주며, 유파플렉스와 비오플렉스는 신장 기능 회복과 함께 전신 항산화 및 면역 지원을 제공한다. 따라서 이러한 영양소들을 적절히 활용하면 신장결석 예방과 신장 기능 유지에 도움이 된다.

☑ 통풍 환자의 경우 유전자 손상과 산화스트레스가 원인이 될 수 있다. 이때 시아

플렉스를 처방하면 스트레스와 독소로 인해 유전자가 파괴될 때 증가하는 요산과 8-OHdG(퓨린계 산화 염기) 수치를 조절하는 데 효과가 있다.

☑ 방광염에 사용되는 대표적인 셀메드 영양소

- 신수원, 설포플렉스, 콜라플렉스
- 시아플렉스, 비오플렉스, 하트베리 크랜
- 디박틴, 하트베리 크랜, 비오플렉스, 애플 비니거
- 디박틴, 아쿠아 SAC, 하트베리 크랜
- 디박틴, 설포플렉스 PK, 포마타슘
- 디박틴, 비바이뮨, 비오플렉스

☑ 신장 기능의 척도로, 신장이 1분 동안 깨끗하게 걸러낼 수 있는 혈액의 양을 사구체 여과율 eGFR이라 한다. 크레아티닌 수치만으로는 초기 신장 손상을 발견하기 어려우므로 eGFR을 통해 신장 기능을 모니터링해야 한다. 신수원과 같은 영양소는 사구체의 미세혈류를 개선하여 여과 기능을 돕는다.

## ✔ 팩트체크                           Quiz

❶ 신장결석을 촉진하는 물질 2가지는? | 합성 비타민C, 옥살산

❷ 신장질환에 비오플렉스를 주로 처방하는 이유는? | 독소를 흡착하고 배설

❸ 소변 시 요도 괄약근의 탄력이 저하되어 오는 현상에 사용할 수 있는 셀메드 영양소 2가지는? | 콜라플렉스, 칼마플렉스

❹ 신장결석을 억제하는 물질 3가지는? | 유기산(하트베리 블랙), 칼슘, 수분

❺ 칼슘은 장에서 옥살산과 결합하여 대변으로 배출시키므로, 혈중 옥살산 농도를 낮춰 신장결석 형성을 억제한다. O, X? | O

❻ 요로감염이 상행성으로 신장까지 침범하여 발생하는 신장염은 무엇인가? | 신우신염

❼ 신장결석 예방에는 혈중 칼슘 농도를 가능한 낮게 유지하는 것이 가장 중요하다. O, X? | X (칼슘은 장에서 옥살산과 결합하도록 적정 수준 유지가 중요. 과도히 낮추는 것은 오히려 해로움)

# Chapter 07

# 뇌, 신경질환

CellMed®

# 뇌신경 건강

> ## 🔍 배경지식                    Key point

- ☑ 뇌세포막의 최적 구성물질은 포스파티딜콜린(PC)과 포스파티딜세린(PS)이라는 인지질이다. 이 두 인지질은 각각 포화지방산 1개와 DHA 1개로 이루어져 있으며, DHA는 모든 오메가 지방산 중에서 가장 활성도가 높아서 뇌, 생식기, 골수 등에서 세포막 구성에 활용된다.

- ☑ 뇌세포막은 주로 오메가3 지방산으로 구성되지만, 뇌 미토콘드리아막에서는 에너지 생성 기능이 주 역할이므로 오메가6 계열인 리놀레산이 더 많이 활용된다.

- ☑ 또한 뇌세포막에서 고도의 사고와 기억 처리를 할 경우에는 이중결합이 5개인 DHA가 필요하며, 그다음 단계에서는 이중결합 4개의 EPA가 사용된다. 반면, 뇌 미토콘드리아막에서는 에너지 생산만이 주기능이므로 이중결합이 2~3개인 지방산으로 충분하다.

- ☑ 레시틴의 인지질은 PPC(포스파티딜·포스포콜린)와 PPS(포스파티딜·포스포세린)로 구성된다.

- ☑ 호두펩타이드는 뇌세포를 재생하며, 노유파 호두유는 뇌세포막을 보수하고 재

생하는 역할을 한다. PS와 PC는 뇌세포막의 인 부위를 구성하며, 지질 부위에는 DHA를 비롯한 오메가3 지방산이 다량 존재한다.

☑ 호두펩타이드는 뇌 유전자를 바꾸는 시그널 펩타이드로 작용하며, 지질은 노유파로 바꾸고 이 부위는 PS와 PC가 들어가 뇌세포를 건강하게 교정한다. SLNP 기술을 장착하여 노유파 호두유와 호두펩타이드, PS/PC를 뇌세포에 안전하게 전달하는 첨단 바이오 제형이다.

☑ 신경전달과 신경세포 활성화를 위해서는 시아플렉스가 추천된다. 시아플렉스는 신경세포를 활성화하고 보호하는 기능을 갖는다. 수초 복구를 위해서는 유파플렉스가 필요하며, 신경전달 기능 유지를 위해서는 칼마플렉스(마칼플렉스)가 도움을 준다. 이와 같은 영양소들은 뇌신경의 구조적 안정과 신경회로의 정상적 기능 유지에 필수적이다.

☑ 뇌의 호르몬과 신경전달물질은 생체 리듬과 상태에 따라 분비된다. 아침에 해가 뜨면 세로토닌이 분비되어 기분과 각성을 조절하고, 밤에 달이 뜨면 멜라토닌이 분비되어 수면을 유도한다. 흥분 상태에서는 억제성 신경전달물질인 GABA가 활성화되어 신경계의 과도한 흥분을 억제하고 안정 상태를 유지한다. GABA가 부족하면 신경과민과 화병과 같은 정서적 불안이 나타날 수 있다.

## ✅ 팩트체크        Quiz

❶ 호두펩타이드는 뇌세포를 재생하며 뇌 유전자를 바꾸는 ○○○ ○○○○로 작용한다.

시그널 펩타이드

❷ 흥분에 길항하거나 억제하는 미네랄 2가지는?

염소($Cl^-$), 마그네슘 ($Mg^{2+}$)

❸ 정신분열증 및 운동신경 불능 증상에 투여하는 트레이스 미네랄은?

망간(Mn)

❹ 뇌세포막의 최적 구성물질인 인지질 2가지는?

포스파티딜콜린, 포스파티딜세린

❺ 신경전달에 중요한 셀메드 필수영양소 3가지는?

시아플렉스, 유파플렉스, 마칼/칼마플렉스

❻ 뇌 미토콘드리아막은 주로 에너지 생성 기능을 수행하므로 DHA보다 이중결합 2~3개의 오메가6 지방산이 더 많이 활용된다. O, X?

O

❼ 뇌에서 고도의 사고와 기억 처리를 할 때는 이중결합 4개의 EPA가 DHA보다 우선적으로 사용된다. O, X?

X (DHA가 먼저 사용됨. 그다음 EPA)

# ADHD

## 🔍 배경지식 Key point

☑ ADHD <sup>주의력결핍과잉행동장애</sup>는 단순히 유전적 요인만으로 발생하는 것이 아니라, 후성 유전 <sup>Epigenetic</sup>적 영향을 크게 받는 질환이다. 즉, 부모로부터 ADHD 관련 유전적 소인을 받을 수 있지만, 태아 시기에 어머니의 식습관이나 이후 유·소아 시절에 섭취하는 특정 식품 등이 뇌신경 발달과 신경전달물질 대사에 영향을 주어 발현될 수 있다. 따라서 ADHD는 후성유전영양소에 의해 일정 부분 교정할 수 있고 정상화될 가능성도 존재한다.

☑ ADHD에서 중요한 신경전달물질은 세로토닌, 도파민, GABA 등이며, 이들의 균형이 무너질 때 주의력 저하, 충동성, 과잉행동 증상이 심화된다. 이를 조절하기 위해 신경전달 조절 영양소와 진정·안정 영양소를 함께 고려할 수 있다.

☑ 먼저, 요한플렉스는 ADHD 조절에 대표적으로 활용되는 영양소 중 하나이다. 요한플렉스의 주성분인 히페리신(또는 히퍼포린)은 세로토닌의 분해를 억제하여 뇌내 세로토닌 농도를 유지하는데 기여하며, 트립토판은 세로토닌 합성의 전구체로 작용하여 세로토닌 생성을 촉진한다. 이 두 성분의 상호작용은 기분 안정

과 집중력 향상에 도움을 줄 수 있다.

☑ 또한, ADHD 환자의 불안과 과흥분을 완화하는 데 도움이 되는 진정·안정 작용 영양소가 있다. 대표적으로 주바플렉스, 옥타플렉스, 마칼플렉스, 헴프씨드 오일, 비바롤, 유파플렉스, 비바이뮨 에프, 가바렉스, 도파렉스 등이 해당된다. 이들 영양소는 각기 다른 기전을 통해 신경안정 효과를 발휘한다.

- 비바이뮨 에프는 귀리 다당체가 함유되어 신경안정과 면역 균형에 도움을 준다.

- 유파플렉스에는 종자류 곡물이 포함되어 있으며, 그 속의 GABA, 감마 오리자놀 성분이 진정 효과를 발휘한다.

- 노유파는 산패되지 않은 안정된 지질 공급원으로, 젖산 수치를 높이지 않아 불안 악화 요인을 줄여준다.

- 칼슘과 마그네슘의 균형도 중요한데, 칼슘이 과도하면 신경·근육 수축이 강화되어 흥분성 신호가 과발현될 수 있고, 이에 길항하는 마그네슘을 충분히 공급해야 신경안정에 유리하다.

☑ 도파민과 노르에피네프린 신경회로의 활동 감소가 주된 병태생리이므로 도파렉스와 같이 건강한 도파민 신경 보조 효과를 주는 것이 도움이 된다.

☑ 뇌는 고정된 것이 아니라, 경험과 학습, 영양 상태에 따라 신경회로를 끊임없이 재구성한다. 이를 신경가소성이라 한다. ADHD 아동에게 적절한 영양(오메가3, 인지질, 미네랄)과 훈련을 제공하면, 뇌의 신경회로가 긍정적으로 재배선되어 증상이 근본적으로 개선될 수 있다.

## ✅ 팩트체크        Quiz

❶ ADHD와 가장 관련 있는 식품은 ○○과 △△△△△이다.     설탕/식품첨가물

❷ ADHD의 대표적인 약은 리탈린이다. 리탈린의 가장 치명적인 부작용은 ○○○○다.     심장마비

❸ 비과잉행동성 ADHD인 주의력결핍장애와 가장 밀접한 관련이 있는 질병은 ○○○이다.     중이염

❹ 비과잉행동성 ADHD의 가장 중요한 원인은 ○○○이다.     중금속

❺ 청소년과 청년들의 자살률이 급증하고 있는 이유는 뇌의 ○○○○○○이 저하되기 때문이다.     항산화해독력

❻ ADHD의 증상 개선에 대표적인 셀메드 영양소는?     주바플렉스

❼ 히페리신(또는 히퍼포린)은 세로토닌의 분해를 억제하여 뇌내 세로토닌 농도를 유지하는 데 기여한다. O, X?     O

 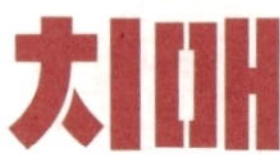

# 치매

---

🔍 **배경지식**      Key point

☑ 중국에서는 저분자 알긴산 올리고머가 치매 치료제로 개발된 사례가 있다. 저분자 알긴산은 헬퍼 T세포를 활성화하여 면역 사이토카인 분비를 촉진하고, 결과적으로 아밀로이드 베타와 타우단백질 제거를 돕는 기전을 가진다.

☑ 알긴산 올리고머 기반의 원료로는 AANC가 있으며, 이 성분은 항암과 신경 보호 효과를 동시에 가질 수 있다는 연구도 보고되고 있다. AANC는 치매 진행 억제 및 신경 보호에 보조적 역할을 한다.

☑ 뇌세포의 손상 회복에는 줄기세포의 활성화가 중요하다. 자연계에서 줄기세포를 지원하는 영양소는 크게 세 가지가 있다.

- 시그널 펩타이드: 포유류 뇌펩타이드, 호두펩타이드 → 뇌 신호전달 및 세포 재생 조절
- 줄기세포 활성화 펩타이드: 태반펩타이드 → 손상된 뇌세포 회복 촉진
- 줄기세포 활성화 파이토케미컬: C3G → 항산화·항염 작용 및 줄기세포 환경 개선

- ☑ 호두펩타이드는 뇌 유전자 발현을 조절하는 시그널 펩타이드로 작용하며, 호두유(특히 노유파 호두유)는 뇌세포막의 지질 보수를 돕는다.

- ☑ 뇌세포막 구성과 신경전달에 필수적인 인지질이 함유된 대표적인 셀메드 영양소는 비바슈타인, 커큐플렉스, 호두플렉스, 카로플렉스가 있다.

- ☑ 치매와 뇌졸중에는 항산화·항염증 효과로 뇌혈관과 신경세포를 보호하는 셀메드 대표 영양소 시아플렉스와, 노화된 신경 소기관을 오토파지를 통해 제거하고 Sirtutin 활성화를 통해 신경을 보호하는 레스플렉스가 추천된다.

- ☑ 뇌경색 또는 치매 환자에게는 '시아플렉스+호두플렉스+스템플렉스' 조합이 추천된다. 이는 항산화, 세포막 보수, 줄기세포 활성화를 동시에 지원하여 신경 재생을 돕는다.

- ☑ 뇌에는 림프관이 없는 대신, 깊은 잠을 잘 때 뇌세포가 수축하면서 뇌척수액이 뇌 조직을 씻어내리는 '글림프 시스템'이 작동한다. 이때 치매의 원인인 아밀로이드 베타와 타우단백질이 청소된다. 잠들면 작동하는 뇌의 청소부와 같다. 따라서 숙면은 치매 예방의 필수 조건이다.

## ✅ 팩트체크                                                        Quiz

❶ 아밀로이드 베타는 치매의 ○○이 아닌 △△이다.          원인/결과

❷ 아밀로이드 베타는 뇌세포가 파괴되면서 생성되는          시냅스
변성단백질이다. 이 변성단백질이 뇌의 ○○○에
쌓이면서 그 자체의 독성이 나타나기 시작한다.

❸ 치매와 뇌졸중 예방을 위해 추천되는 셀메드 영양          시아플렉스
소는?

❹ 셀메드 제품 중 인지질이 함유된 캡슐 제품 3가지          커큐플렉스, 호두플렉스,
는?                                                        카로플렉스

❺ 뇌경색 또는 치매가 있는 경우 추천되는 셀메드 영          시아플렉스, 호두플렉스,
양소 3가지는?                                              스템플렉스

❻ 저분자 알긴산은 면역계의 헬퍼 T세포를 활성화          O
하여 아밀로이드 베타, 타우단백질 제거에 도움을
준다. O, X?

# 04

# 파킨슨병·
# 하지불안증

## 🔍 배경지식     Key point

- ☑ 파킨슨병은 중뇌 흑질Substantia nigra에서 도파민 신경세포가 소실되어 발생하는 신경퇴행성 질환으로 주로 운동 느려짐, 떨림, 경직, 자세 불안정이 특징이다.

- ☑ 하지불안증은 다리에 벌레가 기어가는 듯한 불편감 때문에 움직이고 싶은 충동이 나타나는 신경학적 질환으로 수면장애와 동반되는 경우가 많다.

- ☑ 파킨슨병, 하지불안증에서는 뇌와 척수(특히 하지 감각 경로)의 혈류 조절 기능이 저하되는데, 혈류 저하는 동맥경화 → ox-LDL 증가 → 스트레스와 독소 축적에서 기인된다.

- ☑ 레스플렉스(레스베라트롤)는 SIRT 의존적 오토파지 신호를 활성화하고 신경세포의 미토콘드리아 신생을 촉진하여 파킨슨 질환의 원인을 교정하는 데 도움을 준다. 레스플렉스 알파는 흡수율을 개선한 은행잎 추출물을 포함하여 혈류 개선 효과를 함께 가지므로 특히 파킨슨 교정에 역할이 크다.

- ☑ 근육의 진동은 열을 만들어 내는데 파킨슨병이나 하지불안증의 경우에는 저체온증이 동반된다. 혈관 탄력성이 저하될수록 증상이 악화된다.

☑ 파킨슨병 또는 하지불안증에 도움을 주는 시아플렉스와 하트베리 블랙 기전

　① 시아플렉스

　　· NOS를 활성화하여 혈류를 촉진한다.

　　· ox-LDL을 억제하여 혈류를 촉진한다.

　　· EPC를 활성화하여 혈류를 촉진한다.

　② 하트베리 블랙

　　· 저산증을 해결하여 식이 항원을 감소시킨다.

　③ 마칼플렉스

　　· 마그네슘이 신경안정, 근육 긴장 완화, 흥분 억제

　　· 칼슘: 신경, 근육 전달 균형 유지

☑ 파킨슨병 환자의 뇌세포에는 '알파-시누클레인'이라는 단백질이 비정상적으로 엉겨 붙어 독성을 나타낸다. 흥미로운 점은 이 단백질 응집이 장 $^{Gut}$에서 먼저 시작되어 미주신경을 타고 뇌로 올라간다는 가설이다. 이는 파킨슨병 관리에서 장 내 환경 개선과 항산화 요법이 중요한 이유를 설명해준다.

## ✔ 팩트체크     Quiz

❶ 하지불안증에 처방하는 셀메드의 대표적인 영양소 2가지는?    마그네슘, 철

❷ 벌레가 팔다리 등을 기어다니는 느낌을 받을 때 몸의 어떤 부위가 손상된 것일까?    중추신경계, 뇌와 척수

❸ 파킨슨병을 막는 세로토닌의 원료는 ○○○○이며 도파민의 원료는 △△△△△이다.    트립토판/페닐알라닌

❹ 파킨슨병에서 손이나 팔의 불수의적 떨림을 지칭하는 의학 용어는 무엇인가?    진전(Tremor)

❺ 파킨슨병에서 퇴화가 주로 발생하는 뇌 부위는 어디인가?    흑질(Substantia nigra)

❻ 파킨슨병은 도파민 생성 신경세포의 퇴화로 인해 운동 증상과 비운동 증상을 모두 나타낸다. O, X?    O

❼ 하지불안증(RLS)은 주로 수면 중 증상이 나타나므로, 수면장애와 피로를 유발할 수 있다. O, X?    O

#  05 다발성 신경경화증

---

### Q 배경지식                                    Key point

☑ 다발성 신경경화증은 뇌, 척수, 시신경 등 중추신경계에 발생하는 만성 자가면역질환이다. 환자의 면역세포가 자신의 신경세포를 둘러싼 수초를 공격해 손상시키면서 신경전달이 방해되고 다양한 신경학적 증상이 나타난다. 주로 20~30대 젊은 성인에게서 시작하며, 특히 여성에게서 2~3배 더 흔하게 발병한다. 다발성 경화증의 증상으로는 현기증, 운동장애, 감각장애, 근력 약화, 시야 몽롱, 회전 장애(전정), 비뇨생식기 장애가 나타난다.

☑ 루게릭병과 다발성 신경경화증의 공통점은 두 질환 모두 수초 손상이 발생하여 신경전달 속도가 저하된다는 것이다. 차이점은 루게릭병은 주로 운동신경세포가 손상되는 질환으로 미토콘드리아 손상도 동반된다. 그러나 다발성 신경경화증은 모든 유형의 신경섬유가 수초 손상을 입으면서 광범위한 신경학적 증상이 나타난다는 것이다.

☑ 수초의 주성분은 인지질과 필수지방산이다. 따라서 세포막 및 수초의 원료가 되는 노유파가 중요한 영양소로 제시된다. 정상적인 수초는 손상된 수초보다 신경

전달 속도가 약 10배 빠르다. 따라서 수초 재생을 돕는 영양소는 신경질환 관리에 핵심적이다.

☑ 노유파는 세포막, PGE, 수초의 원료이다. 반응속도가 느리거나 운동신경이 약한 사람이 꼭 섭취해야 할 영양소이다. 노유파는 치매에도 필수영양소가 된다. 뇌신경 전달 속도를 빠르게 해준다. 수초가 정상적이면 손상된 수초보다 전달 속도가 10배 정도 차이가 난다.

☑ 비타민$B_1$(티아민)은 쌀겨(미강, 현미 껍질층)에 풍부하며, 부족하면 신경염(대표적 질환: 각기병)이 발생한다. 이는 말초신경 및 중추신경의 에너지 대사와 관련이 있다.

☑ 다발성 경화증은 신경을 감싸는 수초(피복)가 벗겨지는 병이다. 초기에는 뇌가 스스로 수초를 복구(재수초화)하려고 시도한다. 이때 수초의 원료가 되는 질 좋은 지방산(노유파, 인지질)과 비타민$B_{12}$, 엽산 등을 충분히 공급해주면 신경 손상의 진행을 늦추고 회복을 도울 수 있다.

## ✅ 팩트체크                                        Quiz

❶ 안구통, 마비, 현기증, 오심, 구토, 요실금, 발기부전, 근력 약화, IgG 수치 상승은 어떤 질병의 증상인가?

다발성 경화증

❷ 다발성 신경염에 걸린 닭은 쌀겨로 치료한다. 쌀겨의 유효성분은?

비타민$B_1$(티아민)

❸ 루게릭병과 다발성 신경경화증을 예방하기 위한 대표적인 셀메드 영양소 2가지는?

시아플렉스, 유파플렉스

❹ 다발성 신경경화증의 원인 4가지는?

스트레스, 독소, 식이 항원, 영양실조

❺ 다발성 신경경화증(MS)은 중추신경계의 수초가 자가면역적으로 공격받아 손상되며, 여성에게서 더 흔하게 발생한다. O, X?

O

❻ 루게릭병(ALS)은 수초 손상이 중심이며, 미엘린 재생이 치료 핵심이다. O, X?

X (ALS의 중심 병리는 운동신경세포 자체의 사멸, 축삭 변성이며, 수초 손상은 2차적)

# 신경 불안



## 🔍 배경지식

- ☑ 정상적인 사람의 아침 공복 시 혈당이 다소 높은 이유는 잠자는 동안에도 기초적인 신체 활동이 계속되기 때문이다. 간에서는 글리코겐을 포도당으로 전환하는 과정인 당신생이 활성화되어 혈당을 유지한다.

- ☑ 신경이 예민하거나 스트레스에 민감한 사람은 아침 공복 시 혈당이 특히 높게 나타날 수 있다. 그 이유는 수면 중 뇌 활동이 많아 에너지 소모가 증가하고, 간에서 포도당 생성이 과도하게 일어나기 때문이다.

- ☑ 또한, 이러한 체질에서는 세타파가 충분히 활성화되지 않아 깊은 수면이 방해받고, 꿈이 많아 뇌 활동이 지속되는 경향이 있다. 세타파는 수면 시 가장 활성화되는 뇌파로, 수면 중 뇌의 안정과 회복에 중요하다.

- ☑ 스트레스 상황에서는 코티솔 수치가 상승하며 이에 따라 혈당이 상승한다. 코티솔은 포도당 생성을 촉진하고 당신생을 활성화시키며 혈당을 증가시키는 주요 호르몬이다. 수면 중 뇌 활동 증가와 스트레스는 서로 연관되어 공복 시 혈당 상승을 유발할 수 있다.

☑ 신경이 예민하거나 스트레스가 많은 사람, 또는 아침 공복 혈당이 높은 사람은 신경안정과 스트레스 완화를 위한 영양소를 활용하면 효과적이다.

☑ 실제 상담 시 공복 혈당이 높거나 수면 중 뇌 활동이 많은 경우 모모플렉스와 가바렉스, 멜라플렉스, 주바플렉스를 병용하면 신경안정과 혈당 조절에 도움을 줄 수 있다.

☑ 기상 전 우리 몸은 활동 준비를 위해 성장호르몬, 코티솔 등을 분비하여 간에서 포도당을 만들게 하는데, 이를 '새벽 현상'이라고 한다. 하지만 신경이 예민하거나 스트레스가 많은 사람은 코티솔 분비가 과도하여 이 현상이 비정상적으로 증폭된다. 즉, 아침 고혈당은 단순한 당대사 문제가 아니라, 수면 중에도 뇌가 쉬지 못하고 스트레스 호르몬을 뿜어내는 '신경성 고혈당'의 신호일 수 있다.

## ✅ 팩트체크 　　　　　　　　　　　　　　　　　Quiz

❶ 신경 불안을 낮추고 수면을 유도하는 데 중요한 역할을 하는 체내 생합성 경로는?

○○○○ → △△△△ → 멜라토닌

트립토판/세로토닌

❷ 저산소증에서 ○○○○은 △△으로 전환되어 □□증을 유발한다.

피루브산/젖산/불안

❸ 스트레스 지수를 낮추는 대표적인 영양소는?

주바플렉스

❹ 스트레스 물질(코티솔) 감소를 돕는 대표적인 영양소는?

시아플렉스

❺ 신경이 예민하거나 스트레스에 민감한 사람은 알파파가 충분히 활성화되지 않아 깊은 수면이 방해받고, 꿈이 많아 뇌 활동이 지속되는 경향이 있다. O, X?

X (세타파 및 델타파로의 전환 실패(즉, 알파파가 과하게 지속)가 수면장애 원인)

❻ 스트레스가 많은 사람은 뇌 활동이 적기 때문에 수면 중 에너지 소모가 감소하여 오히려 아침 혈당이 낮아지는 경향이 있다. O, X?

X (스트레스 → 코티솔 증가 → 혈당 상승이 일반적)

# 수면장애

---

**Q 배경지식**                                         Key point

- ☑ 잠을 자는 이유는 면역 재생과 해독 재생을 해야 하기 때문이다. 잠을 자는 동안 암세포와 노화세포를 제거하고 새로운 세포로 대체되며, 성장호르몬이 분비되어 세포 재생을 촉진한다.

- ☑ 수면을 유도하는 생체 호르몬은 멜라토닌이며, 생체 비단백질 아미노산으로는 GABA가 있다. 멜라토닌은 간뇌의 송과선에서 분비되며, 낮 동안 햇빛에 노출되어야 합성이 준비된다. 저녁 7시에 분비가 시작되어 밤 10시에 급상승하고, 새벽 3시에 최고점에 도달한 후 아침 7시에 빛이 들어오면 분비가 억제된다.

- ☑ 반면, 아드레날린과 코티솔은 아침 7시에 분비가 시작되어 점진적으로 상승하며, 저녁 7시에 낮아진다. 신경이 예민하거나 스트레스가 많은 사람, 혹은 공복 시 혈당이 높은 사람은 수면 중 뇌 활동이 과도하여 세타파가 비활성화되거나 꿈을 많이 꾸게 되는데, 이때 주바플렉스와 모모플렉스가 도움이 된다.

- ☑ 산조인에 함유된 주주보사이드는 뇌신경세포와 근육세포 내 염소이온 농도를 증가시켜 신경안정 및 근육 이완 작용을 수행한다. GABA 수용체에 작용하여 염

소이온을 신경세포 내로 유입시킴으로써 진정과 수면 유도 효과를 발휘한다. 또한 소금은 염소이온을 공급하여 위산 생성과 신경안정 작용을 돕는다. 저산증의 주요 원인은 소금 부족 때문으로 설명되며, 소금과 산조인은 공통적으로 염소이온을 증가시켜 수면과 진정 작용에 기여한다.

☑ 모든 씨앗에는 기름과 단백질 외에도 수면 관련 성분이 풍부하다. 이는 발아 시기를 조절하기 위해 필요한 것으로, 자연적으로 수면 유도 성분을 포함하고 있다.

☑ 수면을 도와주는 성분

- 수면 호르몬 = 멜라토닌
- 스테롤 성분 = 감마오리자놀
- 테르페노이드 성분 = 주주보사이드
- 비단백 아미노산 성분 = GABA
- 미네랄 성분 = 염소, 마그네슘

☑ 결론적으로, 잠은 면역과 해독, 세포 재생 등 신체 재생의 핵심 과정이다. 멜라토닌과 GABA를 비롯한 생체 호르몬, 산조인과 염소·마그네슘, 글리신, 트립토판, 감마오리자놀 등 다양한 영양소가 조화롭게 작용해야 숙면이 이루어지며, 이를 통해 신체가 최적의 회복과 재생 상태를 유지할 수 있다.

## ✅ 팩트체크 　Quiz

❶ 진정제, 진통제로 사용되고, 세로토닌 분해를 억제　시계꽃
하는 작용도 있는 허브는?

❷ 세로토닌은 중요한 수면 기폭제 역할을 하는 수면　마그네슘
개시 물질이다. 세로토닌은 트립토판에서 만들어
진다. 트립토판에서 세로토닌이 만들어질 때 필요
한 필수 미네랄은?

❸ 세로토닌이 수면 기폭제로 작용할 때 ○○○○으　멜라토닌
로 전환된다.

❹ 트립토판이 세로토닌으로 전환될 때 필요한 필수　비타민B_3, 비타민B_6
비타민 2가지는?

❺ 불면증은 ○○○○○○○과 △△△△△△ 같은　하지불안증후군/
근육신경증상을 동반하는 경우가 많다.　간대성근경련

❻ 공복 혈당이 높게 나타나는 사람은 밤 동안 뇌 활　O
동이 증가하거나 스트레스 호르몬이 높을 수 있
어, 이 경우 수면 관리와 신경안정이 도움이 될 수
있다. O, X?

#  신경증상 OCNT

## 🔍 배경지식　　　　　　　　　　　　Key point

☑ 현미를 먹으면 차분해지고, 백미를 먹으면 과동해지는 이유는 현미에 풍부한 GABA(감마아미노부티르산)와 감마오리자놀 성분 때문이다. 미강 성분에는 비타민 $B_1$, 감마오리자놀, 식이섬유, 그리고 GABA가 풍부하다.

☑ 따라서 현미는 신경안정과 대사 건강에 유익하다. 하지만 현미는 농약 잔류 가능성이 높고, 백미는 유용성분이 부족하다는 문제가 있다.

☑ 화평원은 염증과 열을 막는 목적으로, 주바플렉스는 불안 증상을 막는 목적으로 병용할 수 있다. 특히 주바플렉스의 수면촉진 기전은 GABA 수용체에 작용하여 뇌세포 내 염소이온 농도를 증가시켜 신경을 안정시키는 것이다. 또한 주바플렉스는 뇌파 중 세타파에 작용하여 수면을 유도하고 긴장을 완화하는 데 도움을 준다.

☑ 마음 안정과 숙면을 위해 아침에는 요한플렉스, 저녁에는 주바플렉스를 권장한다.

☑ 세로토닌의 활성화 영양소로 요한플렉스가 처방되는 이유는 요한플렉스 성분

이 세로토닌을 분해하는 효소를 억제하여 뇌내 세로토닌 농도를 높이기 때문이다. 세로토닌의 주원료가 되는 아미노산은 트립토판이며, 사코플렉스 2포에는 총 2,810mg의 트립토판이 함유되어 있다.

☑ 요한플렉스와 의약품(항우울제)의 차이점

  • 주정(식품 등급 에탄올)을 사용한 안전한 추출 방식

  • 퀴노아(트립토판 공급원) 공급

☑ 주바플렉스는 약리 기전상 벤조디아제핀 계열 약물과 유사하게 염소이온 채널을 활성화하여 GABA 신호를 강화한다. 이를 통해 불안을 완화하고 수면을 촉진하는 작용을 한다.

☑ 낮에는 햇빛을 받으면 세로토닌이 분비되고, 밤에는 세로토닌이 멜라토닌으로 전환되어 숙면을 돕는다. 요한플렉스를 섭취하면 세로토닌 수치가 상승하여 수면 리듬을 안정화하는 데 기여한다. 또한 요한플렉스에 퀴노아 추출물을 첨가한 이유는 세로토닌 합성을 보다 원활히 지원하기 위해서이다.

☑ 도파민 신경전달을 지원하는 셀메드 영양소는 도파렉스, 사코플렉스와 시아플렉스이고, 세로토닌 신경전달을 지원하는 영양소는 사코플렉스와 요한플렉스이며, GABA 신경전달을 강화하는 영양소는 가바렉스, 주바플렉스이다.

## ✅ 팩트체크      Quiz

❶ 표준화된 성요한풀 추출물에 포함된 히페리신의 함량과 히페로페린(=히포페린)의 함량은?

히페리신: 0.12~0.3%
히포페린: 2~5%

❷ 천왕보심단의 수면촉진 진정 성분은?

산조인 주주보사이드

❸ 꿈을 많이 꿀 때 대표적인 셀메드 영양소는?

주바플렉스

❹ 무기력에 대표적인 셀메드 영양소는?

요한플렉스, 도파렉스

❺ 세로토닌의 분해를 억제하는 영양소는?

요한플렉스

❻ 코티솔의 분해를 억제하는 영양소는?

리코플렉스

❼ 수면장애 치료 시 멜라토닌 제제 투여는 적절한 시점(예: 저녁 늦게)과 용법을 고려해야 효과적이며, 단순 각성 억제제처럼 무조건 효능이 강한 것은 아니다. O, X?

O

❽ GABA 시스템이 충분히 작동하지 않으면 밤에 각성 상태가 유지되어 잠들기 어렵고 수면이 단절될 수 있다. O, X?

O

# Chapter 08

# 감각기관

# 눈 건강

## 🔍 배경지식        Key point

- ☑ 현재 시중에 유통되는 다수의 비타민D, 전립선 영양제, 눈 영양제, 간장약 등의 연질캡슐제제는 베이스로 산화 위험이 큰 식용유(대두유, 옥수수유 등 정제 식물성유)를 사용한다.

- ☑ 이 과정에서 산화가 일어나 영양소의 안정성이 떨어질 수 있으며, 체내 흡수 과정에서도 산화스트레스를 증가시킬 가능성이 있다.

- ☑ 일반적인 눈 영양제와 달리 카로플렉스 캡슐은 베이스 오일로 노유파 Non Oxidized Essential Unsaturated Fatty Acids, 산화되지 않은 오일를 사용한다.

- ☑ 또한 카로플렉스 캡슐은 점막과 눈 상피에 중요한 4가지 카로티노이드(루테인, 제아잔틴, 알파-카로틴, 베타-카로틴)를 함유하며, 여기에 눈 상피의 노화를 억제하는 안토시아닌까지 더해져 눈의 점막·망막·상피 전반을 보호하는 데 도움을 준다.

- ☑ 눈 보호 및 눈 재생에 핵심적인 영양소
    - 시아플렉스: 망막(특히 황반) 보호, 항산화 작용
    - 비바오스트: 눈 피로 개선 및 시력 개선

- 카로플렉스: 점막 및 상피 보호, 색소 보강

- 유파플렉스: 시신경의 수초 성분 보강, 신경 보호

☑ 안과 질환 중 황반변성과 망막색소변성의 가장 큰 차이는 변성과 위치이다. 황반변성은 중심부 시력 저하, 망막색소변성은 주변부 시력 저하에서 발생한다. 망막변성의 경우 중심 시력이 그대로 유지되기 때문에 적극적인 치료 시기를 놓칠 수 있고 이에 따라 실명될 확률이 매우 높다.

☑ 망막변성과 황반변성 모두 '항산화+색소 보강'이 중요하기 때문에, 시아플렉스는 활성산소 제거 및 내·외부 독소 억제, 카로플렉스는 망막 색소와 상피 보강으로 두 가지를 함께 사용하는 것이 '망막 백신(망막 보호 전략)'이라고 할 수 있다.

☑ 눈 건강에 사용되는 대표적인 셀메드 영양소

- 카로플렉스+비바롤: 점막·상피 보호+항산화

- 화평원+카로플렉스: 염증 억제+상피 보호

- 시아플렉스+유파플렉스+카로플렉스+비바오스트: 망막·시신경·시력·눈 피로·점막 종합 케어

- 디박틴+리코플렉스+카로플렉스: 결막염

☑ 망막은 뇌보다도 단위 무게당 산소 소비량이 많아 활성산소 ROS 생성률이 가장 높은 조직이다. 게다가 시각 정보를 처리하기 위해 끊임없이 강한 빛(자외선, 청색광)을 받아들여야 한다. 이처럼 '산소'와 '빛'이라는 두 가지 강력한 산화 요인에 항상 노출되어 있기 때문에, 망막은 인체에서 가장 강력한 항산화 보호막(루테인, 지아잔틴, 안토시아닌)과 산화되지 않은 세포막 원료(노유파)를 필요로 한다.

## ✅ 팩트체크　　　　　　　　　　　　Quiz

❶ 영양제 시장에서 가장 큰 규모를 차지하고 있는 건강 문제는?　　눈 건강

❷ 이 미네랄이 부족하면 안구의 운동능력이 저하되어 녹내장이 발생한다. 이 미네랄의 명칭은?　　마그네슘

❸ 이 비타민이 부족하면 콜라겐 구조가 유지되지 못해 녹내장이 발생한다. 이 비타민의 명칭은?　　비타민C

❹ 초등학생 시력 저하에 대표적인 셀메드 영양소는?　　카로플렉스

❺ 망막색소변성증과 황반변성을 동시에 예방하는 2가지 영양소는?　　시아플렉스, 카로플렉스

❻ 눈 건강 영양소 3총사는?　　플라보노이드, 카로티노이드, ALA

❼ 급성 및 만성 녹내장의 치료와 예방에 가장 중요한 원칙은 ○○○을 낮추고 안구의 (　　　　　　)를 개선하는 것이다.　　안내압/콜라겐 변성·구조·대사

# 구강 건강

## 🔍 배경지식    Key point

☑ 치주는 치은, 치조골, 치주인대로 구성되어 있다.

☑ 치조골의 주성분은 칼슘과 콜라겐으로, 골 구조와 강도를 유지하는 역할을 한다.

☑ 치주인대의 주성분은 콜라겐, 히알루론산, 콘드로이친으로, 치아와 치조골을 연결하고 탄력과 유연성을 제공한다.

☑ 치주인대 회복에는 인디언구스베리를 통한 비타민C 공급이 중요하며, 이는 콜라겐 합성을 촉진하여 치주 조직을 강화하는 데 도움을 준다.

☑ 치은염과 치주염의 차이

- 치은염: 염증이 치은에만 국한된 경우
- 치주염: 염증이 치조골까지 진행된 경우로, 조직 파괴가 심해진 상태

☑ 풍치는 치석과 플라크에 의해 치조골과 치주인대가 점차 파괴되는 질환으로, 치료하지 않으면 결국 발치에 이르게 된다.

☑ 치주 건강 개선을 위한 셀메드 영양소

- 덴톤플렉스 44+디박틴 11: 기본적인 치주 조직 보호

- 덴톤플렉스 44+설포플렉스 44+덴톤스테롤 11: 염증 조절 및 조직 회복 지원
- 덴톤플렉스 44+리코플렉스 11: 스트레스 및 산화 억제 역할
- 최상의 처방: 시아플렉스 11+덴톤플렉스 44+콜라플렉스 11+설포플렉스 44
  → 치주 조직 보호, 염증 조절, 콜라겐 합성, 항산화 작용을 동시에 지원

☑ 기존 OTC 제품의 경우 베타 시토스테롤 용량이 낮아 식약처에서 "약효가 미미하다"는 평가를 받았으나, 덴톤스테롤은 정당 120mg의 피토스테롤을 함유하여 기존 제품 대비 17배의 고용량으로 치료적 용량을 달성하였다는 점에서 임상적 의의가 있다.

☑ 덴톤스테롤은 치조골 밀도를 강화하고, 임플란트 시술을 할 때 골 유착을 도우며, 염증성 사이토카인 억제를 통한 강력한 항염 효과와 치주 인대 세포 활성화 효과로 치아 흔들림을 개선한다.

☑ 치주염을 일으키는 세균(진지발리스 등)과 염증 물질은 혈관을 타고 전신으로 퍼진다. 이는 심혈관 질환, 당뇨병, 치매, 류마티스 관절염 등 전신 질환을 악화시키는 직접적인 원인이 된다. 따라서 잇몸 관리는 단순한 치아 문제가 아니라 전신 건강 관리의 시작이다.

## ✔ 팩트체크                                      Quiz

❶ 염증이 치은에만 국한된 구강 질환의 명칭은?           치은염

❷ 치주인대의 주요 구성 성분 중 하나로, 탄력과 유       히알루론산
연성을 제공하는 물질은?

❸ 풍치는 ○○과 △△△에 의해 치조골과 치주인대      치석/플라크
가 점차 파괴되는 질환으로, 치료하지 않으면 결국
발치에 이르게 된다.

❹ 치조골의 주성분은 콜라겐과 히알루론산으로, 골      X (칼슘과 콜라겐)
구조와 강도를 유지한다. O, X?

❺ 치은염은 염증이 치조골까지 진행된 상태를 의미     X (치은에만 국한)
한다. O, X?

❻ 잇몸 질환(치주염)은 치석보다는 치태(플라크)가 더 직    O (치태 → 염증 → 치은
접적인 원인이다. O, X?                                    염 → 치주염)

❼ 입안이 건조해져 충치·구취가 쉽게 생기는 상태를     구강건조증(구강건조)
무엇이라고 하는가?

# Chapter 09

# 근골격계 질환

# 뼈 건강 관리

### 🔍 배경지식     Key point

☑ 뼈의 3대 핵심 구성 요소는 칼슘(무기질), 유황, 콜라겐이다. 콜라겐이라는 그물망 같은 구조물에 칼슘과 같은 무기질이 침착되어 뼈가 만들어지는데, 유황은 이 콜라겐 구조를 안정화시키는 데 중요한 역할을 한다.

☑ 골연화증은 주로 칼슘이 부족하여 뼈의 무기질 밀도가 감소하는 질환인 반면, 골다공증은 칼슘뿐만 아니라 콜라겐도 부족하여 뼈의 구조 자체가 취약해지는 복합적인 골밀도 감소증이다.

☑ 뼈가 약하거나 골다공증이 있는 경우에는 칼마플렉스, 설포플렉스, 콜라플렉스를 통해 뼈의 3대 요소를 보충할 수 있다. 특히, 뼈에 금이 가거나 골절된 경우에는 칼슘 흡수와 골 형성을 돕는 아쿠아 SAC를 추가로 제안하여 뼈의 회복을 돕는다.

☑ 위산이 부족하면 칼슘 흡수가 저하되어 골다공증이 나타날 수 있다. 특히, 위산 분비억제제제인 PPI Proton Pump Inhibitors를 장기간 복용하면 위산 생성이 억제되어 칼슘 흡수를 방해하고, 이는 골다공증을 유발하는 원인이 된다.

☑ 칼슘의 3가지 보조인자는 비타민D, 비타민K, 라이신이다. 비타민D는 칼슘의 장내 흡수를 돕고, 비타민K는 칼슘이 뼈에 제대로 침착되도록 돕는다. 라이신은 칼슘의 흡수와 이용률을 높여주는 아미노산이다.

☑ 비타민F(필수지방산)는 PGE2로 전환되어 뼈 생성을 유도하는 BMP Bone Morphogenetic Protein의 생성을 촉진한다.

COX-2 → PGE2 → BMP → 뼈 생성

☑ 비타민K는 뼈를 단단하게 만든다. 비타민K는 뼈를 만드는 단백질인 GLA protein 또는 오스테오칼신을 활성화한다. 이 단백질은 글루탐산이라는 아미노산을 활성형 글루탐산으로 변화시켜 칼슘을 뼈에 끌어당겨 결합하는 역할을 한다.

☑ 비타민K가 부족하면 오스테오칼신이 비활성화되어 골다공증에 걸리기 쉽다. 당뇨병 환자가 뼈가 골절되기 쉬운 이유도 바로 비타민K의 부족으로 오스테오칼신이 활성화되지 않기 때문이다.

☑ 비타민K는 지용성 비타민이지만 체내에 잘 축적되지 않는 특징이 있고, 비타민D와 함께 섭취 시 시너지 효과를 기대할 수 있다. 필요한 경우 비타민K$_1$은 장내 유익균에 의해 비타민K$_2$로 전환되기도 한다.

☑ 약물 중 스타틴은 낮은 농도에서는 뼈 생성을 억제하는 BMP를 촉진하여 골다공증을 억제하는 효과가 있지만, 높은 농도에서는 오히려 골다공증을 촉진한다.

## ✅ 팩트체크　　　　　　　　　　　　　　　　Quiz

| | |
|---|---|
| ❶ PPI가 골다공증을 유발하는 기전은? | 칼슘 흡수 억제 |
| ❷ 낮은 농도에서 골다공증을 억제하고, 높은 농도에서 골다공증을 촉진하는 약은? | 스타틴 |
| ❸ 정맥류, 타박상, 골다공증, 치매, 골절 등에 처방할 수 있는 비타민과 미네랄은? | 비타민K/칼슘 |
| ❹ 칼슘의 3가지 보조인자는? | 비타민D, 비타민K, 라이신 |
| ❺ 골다공증에 대표적인 셀메드 영양소 4가지는? | 설포플렉스, 콜라플렉스, 칼마플렉스, 아쿠아 SAC |
| ❻ 위산이 부족하면 칼슘 흡수가 떨어지고 장기간 PPI 복용은 골다공증 위험을 높일 수 있다. O, X? | O |
| ❼ 칼슘의 보조인자로는 비타민D, 비타민K, 라이신이 있으며 모두 칼슘의 흡수·침착·활용에 관여한다. O, X? | O |
| ❽ 비타민K는 지용성이며 체내 축적이 잘 되기 때문에 과량 섭취 시 과도한 축적 위험이 크다. O, X? | X (지용성이지만 상대적으로 축적이 적다는 특징이 있음) |

# 관절 건강 관리

## 🔍 배경지식                                    Key point

☑ 뼈와 뼈를 연결하는 조직은 인대이고, 뼈와 근육을 연결하는 조직은 힘줄이다. 이 두 조직의 주성분은 콜라겐이다. 설포플렉스는 콜라겐과 엘라스틴을 강화하고, 콜라플렉스와 함께 인대와 힘줄의 생성을 돕는다.

☑ 인대, 힘줄, 피부 등 우리 몸의 결합조직을 구성하는 3대 단백질은 콜라겐, 엘라스틴, 케라틴이다.

☑ 관절 연골의 핵심 구성 성분은 콜라겐과 다당체이다. 콜라겐은 연골의 뼈대를 이루고, 다당체인 히알루론산과 콘드로이친은 콜라겐 사이를 채워 연골에 점도를 부여하고 수분을 유지한다. 이 점도는 관절의 쿠션 역할과 세포 간 소통에 매우 중요한 ECM(세포외 기질)의 성질이다.

☑ 콜라겐은 다른 단백질보다 부드러운 엘라스틴, 단단한 케라틴과 함께 존재하며, 비타민C와 유황의 도움을 받아 3중 나선 구조를 형성한다. 특히 콜라겐 분자들을 묶어주는 가교결합에 필수적인 보조인자는 비타민C와 유황이다.

☑ 콜라겐은 장에서 분해된 후 시그널 펩타이드에 의해 재합성되는데, 이때 유황($S$)

이 필수적이다. 콜라겐, 케라틴, 엘라스틴 같은 단백질들은 유황의 S-S결합(이황화 결합)이 없으면 생성되지 않는다. 이 결합에 필요한 보조 효소는 비타민C와 비타민C$_2$(바이오플라보노이드)이다. 이처럼 콜라겐 합성과 강화에 유황과 비타민C는 매우 중요하다.

☑ 따라서 관절 건강을 위해서는 칼슘보다 콜라겐과 다당체를 동시에 보충하는 것이 효과적이기 때문에 콜라플렉스, 설포플렉스, 비바코사민, 설포플렉스 크림이 골관절염에 대표적이다.

☑ 류마티스 관절염이나 강직성 척추염과 같은 자가면역질환은 장 건강과 밀접한 관련이 있다. 장 투과성(장 누수)이 높아지면 식이 항원이나 세균 독소 같은 항원들이 혈액으로 유입되어 염증과 면역복합체 수치를 크게 높인다. 이로 인해 관절, 신경, 힘줄, 인대의 콜라겐이 손상되면서 염증이 발생하는 것이다.

☑ 강직성 척추염은 관절, 신경, 힘줄, 인대의 콜라겐이 손상되어 발생하는 자가면역질환이다. 강직성 척추염이 류머티즘으로도 불리는 이유는 전신성 질환이기 때문이다.

☑ 척추측만증은 척추 부근의 근육과 신경이 손상되어 발생한다. 특히 근육과 신경의 세포 내 에너지 공장인 미토콘드리아의 손상이 주된 원인이다.

☑ 루게릭병과 척추측만증의 원인이 활성산소와 독소로 인한 미토콘드리아 손상 때문인 것은 동일하지만 질병 부위가 다른 이유는 전신 조직의 면역력과 해독력이 각각 다르기 때문이다.

☑ 손목터널증후군 역시 손목터널을 통과하는 9개의 힘줄과 1개의 신경(정중신경)에 염증이 생겨 나타나는 질환으로, 결합조직 단백질의 손상과 관련이 깊다.

## 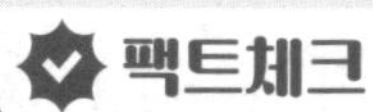 팩트체크     Quiz

❶ 콜라겐이 체내에서 재합성될 때 필요한 미네랄로, 콜라겐 분자들을 묶어주는 가교결합에 필수적인 보조인자는 무엇인가?     유황(황)

❷ 콜라겐 조직에 다당체가 공존하는 이유는?     보습 작용, 점도 유지

❸ 척추측만증의 주요 원인이며, 루게릭병의 원인과도 동일한 세포 내 에너지 공장의 손상은 무엇인가?     미토콘드리아 손상

❹ 골관절염에 처방하는 비타민B군의 일종으로, 연골 성장에 필수적인 영양소는?     비타민$B_5$

❺ 골관절염에 대표적인 셀메드 영양소는?     콜라플렉스, 설포플렉스, 비바코사민, 설포플렉스 크림

❻ 콜라겐의 3중 나선 구조 형성과 가교결합에는 비타민C와 황(s)이 관여하며, 특히 비타민C 결핍 시 결합조직 취약성이 증가한다. O, X?     O

❼ 관절 건강에서 칼슘의 역할은 상대적으로 제한적이며, 연골 구성 성분인 콜라겐 및 다당류의 보충이 관절의 점탄성 회복에 더 직접적이다. O, X?     O

# 근육 건강 관리

## 🔍 배경지식     Key point

☑ 근육은 단순히 힘을 내는 기관이 아니라, 에너지를 만들고 신경과 유기적으로 소통하는 중요한 조직이다. 근육 건강이 악화되면 근육병증이 진행되고, 심한 경우에는 근무력증이 나타날 수 있다.

☑ 근위축성 측삭경화증 ALS은 근육과 신경이 손상되어 에너지를 만들 수 없는 대표적인 질환이다.

☑ PPI(위산분비억제제)와 스타틴(고지혈증 치료제)은 근육과 신경에 치명적인 부작용을 초래할 수 있다. 매우 특별한 경우를 제외하고는 건강에 해로울 수 있다. 실제로 콜레스테롤 수치가 250일 때 가장 장수한다는 보고서도 있는 만큼, 콜레스테롤 수치에 대한 무조건적인 억제가 근본적인 건강에 도움이 되지 않을 수 있다는 것을 인지해야 한다.

☑ 근육통 및 저림 현상에 대표적인 셀메드 영양소

- 마칼플렉스, 노토플렉스, 비바써큐, 설포플렉스, 아쿠아 SAC
- 설포플렉스, 마칼플렉스

☑ 근육과 같은 결합조직을 구성하는 데는 단백질이 필수인데, 사코플렉스와 콜라플렉스를 통해 근육 강화를 도울 수 있다.

☑ 근육을 포함한 인체 내 모든 결합조직은 유기적으로 연결되어 있다. 관절은 잇몸과 유사하며, 치주염이 치조골, 치주인대, 치은에 영향을 미치듯 근육의 문제 역시 관절, 잇몸, 뼈, 혈관, 피부 등 다양한 조직에 영향을 줄 수 있다. 이 모든 조직의 건강을 위해서는 유기적인 영양 관리가 필수적이다.

☑ 노화에 따라 근육량과 근력이 급격히 줄어드는 것을 근감소증이라 하며, 이는 낙상, 골절, 대사질환, 사망률 증가와 직결된다. 근육 유지를 위해서는 단백질(아미노산) 섭취뿐만 아니라, 근육 합성을 자극하는 류신, 비타민D, 그리고 근육 미토콘드리아를 활성화하는 항산화제가 필수적이다.

## ✔ 팩트체크　　　　　　　　　　　　　　　Quiz

❶ 콜레스테롤 수치에 대한 무조건적인 억제가 근본　｜　250mg/dL 전후
적으로 건강에 도움이 되지 않을 수도 있다. 실제
로 일부 연구에서 가장 장수한다는 보고도 있는
콜레스테롤 수치는?

❷ 근육과 신경세포의 에너지를 만드는 세포 내 발전　｜　미토콘드리아
소로, 이것의 기능이 저하되면 근육과 신경에 문제
가 발생한다. 이 기관은 무엇인가?

❸ 근육에 치명적인 부작용을 초래할 수 있는 대표적　｜　스타틴, PPI
인 2가지 약물은?

❹ 활성형 콜라겐은 소화 효소가 부족한 사람에게는　｜　X
흡수가 어렵다. O, X?

❺ 섬유근육통의 가장 큰 교정 목표는 ○○○○ 수치　｜　세로토닌
를 정상화하는 것이다.

❻ PPI 장기 복용 환자가 근육 건강을 고려할 때 주　｜　칼슘
의해야 할 미네랄은 무엇인가?

# Chapter 10

# 피부질환

CellMed®

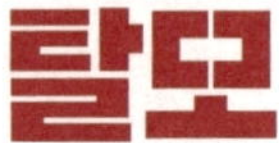

# 탈모

> ## 🔍 배경지식      Key point

☑ 머리카락은 단백질로 이루어진 신체 부속물로, 얇아지고 약해지다가 결국 모근에서 빠져나간다. 건강한 모발은 보통 2~6년간 성장하다가 빠지고 그 자리에 새로운 모발이 다시 자란다. 그러나 탈모가 진행되면 이 주기가 비정상적으로 짧아지거나, 모발이 다시 자라지 않는 현상이 발생한다.

☑ 남녀 모두 탈모 유전자를 가질 수 있지만, 여성이 대머리가 되는 경우는 드물다. 여성에게는 에스트로겐이 탈모를 유발하는 DHT(Dihydrotestosterone)의 작용을 억제하고, 아로마타제에는 테스토스테론을 에스트로겐으로 전환하는 역할을 하는 효소가 풍부하게 존재하기 때문이다. 그래서 여성은 탈모 유전자가 있어도 DHT의 영향이 적어 탈모가 진행되더라도 대머리가 되기보다는 정수리 부위가 옅어지는 양상(여성형 탈모)을 띤다.

☑ 남성형 탈모의 가장 큰 원인은 유전적 소인과 남성호르몬 테스토스테론의 상호작용이다.

   • 테스토스테론 → DHT 변환: 테스토스테론은 5-알파 환원효소<sup>5-α reductase</sup>와 결

합하여 강력한 남성호르몬 DHT로 전환

- DHT의 작용: DHT에 민감한 모낭은 DHT와 결합할 때 모발의 성장 주기가 짧아지고, 모발이 점점 가늘어지다가 결국 소실된다. 이것이 남성형 탈모의 가장 흔한 원인 기전이다.

☑ 원형 탈모증은 스트레스로 발생한다. 스트레스로 인해 자신의 면역세포가 모낭을 외부 침입자로 오인하여 공격하고 파괴하는 자가면역질환이다. 이 과정에서 면역세포 중 하나인 과립구가 증가하며 염증반응이 일어나 모낭세포가 파괴된다.

☑ 유전적 탈모의 또 다른 핵심적인 원인은 모근의 줄기세포 노화이다. 모발은 성장기, 퇴행기, 휴지기를 반복하며, 주기는 모근의 줄기세포에 의해 조절된다. 나이가 들거나 DHT와 같은 요인에 의해 모근 줄기세포가 노화되면, 모낭의 미세화 Miniaturization가 일어나 줄기세포가 고갈되어 모발이 더 이상 자라지 않는다.

☑ 건강한 모발을 유지하기 위해서는 모발 성장에 필수적인 영양소를 충분히 섭취해야 한다.

- 탈모 미네랄, 아연: 세포 증식과 단백질 합성, 모발 성장에 필수적
- 탈모 비타민, 비타민$B_5$/$B_7$: 모발의 주성분인 케라틴 단백질의 합성과 에너지 대사에 관여, 모발을 굵고 튼튼하게 유지
- 탈모 아미노산, 시스테인: 모발을 구성하는 케라틴 단백질의 주요 성분, 모발의 강도와 탄력을 결정

☑ 쏘팔플렉스의 쏘팔메토는 5-알파 환원효소의 활성을 억제하여 DHT 생성을 막아 탈모를 개선하는 데 도움을 준다.

☑ 탈모에 도움이 되는 대표적인 셀메드 영양소

- 모랑모랑 부스터 에프 캡슐, 설포플렉스, 시아플렉스 스칼프케어 토닉
- 모랑모랑 부스터 에프 캡슐, 쏘팔플렉스

- 설포플렉스, 뉴타플렉스

- 설포플렉스, 쏘팔플렉스, 뉴타플렉스

- 시아플렉스, 설포플렉스, 스템플렉스, 주바플렉스, 뉴타플렉스

☑ 모낭 줄기세포가 분열하여 새로운 모발을 만들어내기 위해서는 세포 내 'Wnt/β-catenin 신호전달 경로'가 활성화되어야 한다. 이 신호는 모발의 성장기 진입을 결정하는 핵심 스위치이다. 비타민D는 이 Wnt 신호 경로를 활성화하는 필수적인 조절인자이다. 따라서 비타민D가 결핍되면 모낭 줄기세포의 기능이 떨어져 휴지기 탈모가 유발되거나 모발 재생이 늦어질 수 있다.

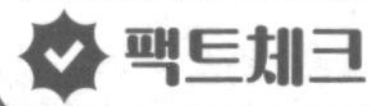 **팩트체크** Quiz

❶ 남성형 호르몬성 탈모에 처방되는 핵심 미네랄은? 　아연

❷ 쏘팔플렉스(쏘팔메토)가 전립선 건강 외에 도움을 줄 수 있는 분야는? 　탈모 개선

❸ 탈모 유전자와 반응하여 탈모를 유발하는 핵심 성분은? 　DHT

❹ 모발이 가늘어지고 손톱이 잘 부서질 때 대표적인 셀메드 영양소는? 　설포플렉스

❺ 대표적인 탈모 관련 아미노산은? 　시스틴, 시스테인

❻ 탈모와 관련하여 중요한 비타민 2가지는? 　비타민B5(판토텐산), 비타민B7(비오틴)

❼ 비타민D가 부족하면 모낭 줄기세포의 신호전달(Wnt/β-catenin pathway)에 영향을 주어 탈모가 촉진될 수 있다. O, X? 　O

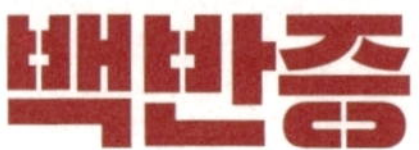

---

## 🔍 배경지식       Key point

☑ 백반증은 단순한 피부질환이 아니라, 식이와 환경적 요인이 원인이 되는 후성유전질환이다.

☑ 백반증은 멜라닌 생성 유전자의 발현이 억제되어 피부색이 하얗게 변하는 현상이며, 단순히 유전적 체질 때문이 아니라 후천적인 요인에 의해 발생하는 가역적인 질환이다.

☑ 백반증과 멜라닌 과다색소침착증(멜라노시스)의 원인은 동일하지만 증상은 정반대이다. 둘 다 멜라닌 생성 유전자의 발현 이상으로, 백반증은 유전자 발현이 저하되어 멜라닌이 생성되지 않는 반면, 멜라노시스는 유전자 발현이 과도하게 활성화되어 멜라닌이 너무 많이 생성된다.

☑ 대부분의 백반증 환자들은 신체 내부의 항산화 및 해독 시스템이 망가져 있다. 이로 인해 멜라닌 세포가 손상되거나 파괴되기 쉽다. 또한, 백반증 환자 중 80% 이상이 저산증 <sup>Hypochlorhydria</sup>을 앓고 있다. 저산증은 위산 분비 부족으로 소화와 영양분 흡수에 문제를 일으켜 세포 건강에 악영향을 준다.

## ✔ 팩트체크      Quiz

❶ 백반증에 탁월한 효과가 있는 비타민 3가지는?
비타민A, 비타민C, 비타민E

❷ 루게릭병과 백반증의 공통점은?
망가진 항산화·해독 시스템, 저산증

❸ 백반증은 선천적 유전자 결함으로 인해 발생하는 질환으로 치료가 불가능하다. O, X?
X

❹ 멜라닌 생성 유전자 발현이 과도하여 발생하는 질환은 (　　　　　　　　　)이고, 유전자 발현이 억제되어 발생하는 질환은 ○○○이다.
멜라노시스(과다색소침착증)/백반증

❺ 백반증 환자의 멜라닌 세포는 사라지는 것이 아니라 기능이 일시적으로 억제된 상태이다. O, X?
X

❻ 산화스트레스(Oxidative Stress) 증가와 항산화 효소(Catalase) 활성 감소는 백반증의 주요 병인 중 하나로 제시된다. O, X?
O

❼ 백반증 병변 부위는 자외선에 대한 감수성이 높아 햇빛 노출 시 경계부 홍반 및 손상이 쉽게 발생한다. O, X?
O

# 기타 피부질환

---

## 🔍 배경지식 Key point

☑ 아토피 환자에게 도움이 될 수 있는 대표적인 셀메드 영양소

- 아토피 상처: 시아플렉스 밤, 시아플렉스 하이드로 크림, 리코플렉스 미스트

- 수분과 유황 공급: 시아플렉스 하이드로 리포좀 크림

- 전신 보습: 시아플렉스 바디로션, 시니어 바디로션

- 항염 진정: 리코플렉스 리퀴드, 리코플렉스 미스트, 리코플렉스 에멀전

- 입술: 리페어 립밤

- 두피: 모랑모랑 샴푸

- 세안: 시아플렉스 클렌징 바

☑ 여드름에 도움이 될 수 있는 대표적인 셀메드 영양소

- 화평원, 리코플렉스, 비오플렉스

- 시아플렉스 클렌징 바, 시아플렉스 하이드로 리포좀 크림, 시아플렉스 밤

☑ 피부 알러지, 가려움증에 도움이 될 수 있는 대표적인 셀메드 영양소

- 화평원, 리코플렉스

- 시아플렉스 하이드로 리포좀 크림, 리코플렉스 리퀴드

- 시아플렉스, 리코플렉스, 아쿠아 3종

- 화평원, 리코플렉스, 베타플렉스

☑ 종기에 도움이 될 수 있는 대표적인 셀메드 영양소

- 디박틴 111, 트리코돈 222

- 시아플렉스, 리코플렉스, 트리코돈

☑ 한포진에 도움이 될 수 있는 대표적인 셀메드 영양소

- 시아플렉스, 유파플렉스, 리코플렉스, 시아플렉스 밤

- 시아플렉스, 유파플렉스, 리코플렉스, 화평원

☑ 사마귀, 쥐젖에 도움이 될 수 있는 대표적인 셀메드 영양소

- 사마곤 크림, 설포플렉스 마일드 크림, 시아플렉스 밤

☑ 손톱 이상에 도움이 될 수 있는 대표적인 셀메드 영양소

- 아쿠아 3종(아쿠아 SAC 퓨어+죽염+하트베리 세븐), 비바써큐, 설포플렉스 크림

## ✅ 팩트체크                                                    Quiz

❶ 과립구 우세 체질에 도움을 줄 수 있는 대표적인 셀메드 영양소는?

주바플렉스, 가바렉스정

❷ 흑색 색소 침착 및 태선화에 도움을 줄 수 있는 대표적인 셀메드 제품은?

설포플렉스 마일드 크림

❸ 지루성 피부염의 주원인은 비타민B군의 부족으로 OCNT를 위해 프리바이오틱스가 권장되며, 이는 장내 유익균을 증가시켜 비타민B군을 생성하게 한다. 이때 특히 중요하게 여겨지는 비타민B군은?

비타민$B_6$,
비타민$B_9$,
비타민$B_{12}$

❹ 밤을 새우면 얼굴에 뾰루지가 발생하는 기전은?

과립구가 증가하기 때문

# 남성과 여성,
# 반려견의
# 건강 관리

# 난임·불임

## Q 배경지식 Key point

☑ 남자는 말초세포에서 여성호르몬을 생산하고, 여자는 부신에서 남성호르몬을 생산한다. 이와 더불어, **여성불임에서는 높은 온도가, 남성불임에서는 낮은 온도가 좋은 환경을 만든다.**

☑ **생식세포(정자, 난자)와 줄기세포는 노화를 방지하는 텔로머레이즈 효소를 가지고 있다.** 텔로미어의 길이가 줄어들면 세포 노화가 진행되는데, 시아플렉스는 텔로머레이즈의 활성을 지원하여 줄기세포와 생식세포의 수명 및 활력을 연장하는 데 도움을 준다.

☑ **정자부족증이 있는 남자는 정자의 에너지원인 과당 농도가 저하된 경우가 많다.** 시아플렉스는 포도당을 과당으로 전환시켜 과당 농도를 정상화하고, 하트베리 블랙은 과당을 직접 보충하여 정자 건강을 지원한다. 또한, 정자의 수명과 활동성 증가에는 시아플렉스가 도움이 될 수 있다.

☑ **난임 여성들에게는 시아플렉스, 유파플렉스, 안젤란**이 필수적이다. 시아플렉스는 자궁벽의 산화스트레스를 막는 데 도움을 주고, 유파플렉스는 자궁 세포막의

재생을 돕는다. 안젤란은 기존 당귀 제품과는 차별화된 나노추출기술로 다당체와 폴리페놀을 표준화한 생약 제제로, 자궁을 따뜻하게 하여 건강한 환경을 조성하는 데 도움을 준다.

☑ **남녀 성기능 개선에는 시아플렉스와 엔오부스터가 대표적**이다. 시아플렉스는 혈관 확장 물질인 산화질소[NO]를 생성하는 효소[NOS]를 활성화시키며, 엔오부스터는 NO의 생성을 직접적으로 증가시킨다. 이 두 제품은 함께 작용하여 혈압 회복과 성기능 개선에 시너지 효과를 낸다.

☑ 정자는 수정 능력을 획득[Capacitation]하기 위해 소량의 활성산소[ROS]가 반드시 필요하다. 하지만 정자 세포막은 다량의 불포화지방산으로 구성되어 있어 산화적 손상에 매우 취약하다. 즉, ROS가 너무 적어도 불임이 되고, 너무 많아도 정자 DNA가 손상되어 불임이 된다. 따라서 정자의 기능을 최적화하기 위해서는 무조건적인 산화 억제가 아니라, '적절한 산화·환원 균형[Redox Balance]'을 맞춰주는 시아플렉스 같은 조절자가 필요하다.

## ✔ 팩트체크                                                    Quiz

❶ 피임을 하지 않는 부부가 정상적인 부부관계를 가
졌음에도 불구하고 ○년 이내에 임신이 되지 않을
경우 난임 검사를 고려해야 한다.

1

❷ 남성에게서 정자의 에너지원으로 사용되는 주요
성분으로, 부족할 경우 정자부족증이 발생할 수
있는 것은 ○○이다.

과당

❸ 여성불임에는 이것이 높아야 좋고, 남성불임에는
이것이 낮아야 좋다. 이것은 무엇인가?

온도

❹ 줄기세포를 보충하는 데 도움이 될 수 있는 대표
적인 셀메드 영양소는?

스템플렉스

❺ 남녀의 성기능 개선에 대표적인 셀메드 영양소 2가
지는?

시아플렉스, 엔오부스터

❻ 정자부족증 환자는 정액 내 과당 농도가 중요한
지표이며, 과당 농도가 낮으면 정자 운동성이 저하
될 수 있다. O, X?

O

#  02 남성의 전립선 건강



## 🔍 배경지식

☑ 남성의 전립선 건강을 위해 대표적으로 사용되는 영양소는 쏘팔플렉스이다. 쏘팔플렉스의 주성분에는 쏘팔메토추출물, 호박씨유, 호박씨추출물, 레시틴, 퀴노아추출물, 토마토 분말, 강황추출물, CFNCP 등이 포함되어 있다.

☑ **DHT 억제는 전립선 건강 관리의 핵심**이다. 티엠플렉스의 아연은 5α-환원효소 억제를 통해 DHT 생성을 줄이는 데 도움을 주며, 시아플렉스는 항산화와 면역 균형 조절을 통해 전립선 건강에 기여하고 동시에 DHT 억제에도 관여한다.

☑ 발기의 생리적 기전에서 시트룰린은 체내에서 아르기닌으로 전환되며, 아르기닌은 산화질소[NO]를 생성한다. NO는 구아닐산고리화효소를 활성화하여 cGMP 생성을 촉진하고, cGMP는 세포 내 칼슘 농도를 낮춰 평활근을 이완시킨다. 그 결과, 혈관이 확장되고 음경 혈류가 증가하여 발기가 일어난다. 발기는 부교감신경이 지배하며, 반대로 사정은 교감신경이 지배한다.

  • 시트룰린 → 아르기닌 → NO → cGMP → 근육 이완, 혈관 확장

☑ 비아그라는 PDE5 억제제로 작용한다. PDE5 효소는 cGMP를 분해하는데, 비

아그라는 이 과정을 억제하여 cGMP가 오래 유지되도록 함으로써 발기를 돕는다. 비아그라 복용 후 두통, 안구 충혈, 기분 저하 같은 부작용이 나타나는 이유는 전신 혈관이 확장되기 때문이다.

☑ 발기부전 개선 시 시아플렉스는 NO 생성을 촉진하여 음경 혈류를 증가시키는 기전으로 작용한다. 유파플렉스는 지방산 대사를 통해 혈관 확장을 돕는데, LA는 GLA로 전환되어 PGE1을 생성하고, ALA는 EPA로 전환되어 PGE3를 생성하여 혈관 확장 작용을 한다.

- LA → GLA → PGE1 → 혈관 확장
- ALA → EPA → PGE3 → 혈관 확장

☑ 음경동맥의 지름(1~2mm)은 관상동맥(3~4mm)이나 경동맥(5~7mm)보다 훨씬 가늘다. 따라서 혈관 내피세포 기능 저하나 동맥경화가 진행될 때 가장 가느다란 음경 혈관부터 막히게 된다. 즉, 발기부전은 단순한 성기능 장애가 아니라, 향후 3~5년 내에 심근경색이나 뇌졸중이 올 수 있다는 신체의 가장 빠른 '조기 경고 신호 Sentinel Symptom'이다.

## ✅ 팩트체크 Quiz

❶ 비아그라는 cGMP 생성을 촉진하여 발기를 돕는다. O, X? | X (cGMP 분해 억제)

❷ 쏘팔메토추출물은 5α-환원효소를 활성화하여 테스토스테론이 DHT로 전환되는 것을 막는다. O, X? | X (5α-환원효소를 억제)

❸ 발기 기전은 시트룰린 → 아르기닌 → ( ) → cGMP 순으로 이뤄진다. 빈칸에 해당하는 물질은? | NO(산화질소)

❹ 발기부전에 도움을 주는 무기질은? | 아연

❺ 전립선암에 대한 시아플렉스 에프의 기전은? | NK세포 증가, 암세포 네크로시스, DHT 억제

❻ 전립선 비대증(BPH) 진행의 주요 원인은 전립선 내 DHT 축적이며, 이는 지역적 5α-환원효소 활성 증가와 연관된다. O, X? | O

❼ 시아플렉스의 항산화 메커니즘이 DHT 억제와 연관되는 이유는 산화스트레스가 5α-환원효소 발현을 증가시키기 때문이다. O, X? | O (산화스트레스 ↑ → 염증·호르몬 민감도 ↑)

#  03  여성호르몬 균형



> ## 🔍 배경지식                    Key point

☑ 여성 건강에서 호르몬 균형은 매우 중요한 요소로, 여성호르몬인 에스트로겐은 생리 주기, 임신, 뼈 건강, 혈관 건강 등 다양한 생리 기능을 조절한다. 그러나 에스트로겐이 과다하거나 부족할 경우 자궁근종, 자궁내막증, 유방암 등 여러 질환과 연관된다.

☑ **당귀는 부인병의 명약**으로 안젤란, 데커신, 철분, 엽산, 비타민$B_{12}$ 등이 함유되어 있어 빈혈 개선, 혈액순환 촉진, 여성호르몬 균형에 도움을 준다. 안젤란은 종양, 데커신은 염증을 담당한다.

☑ **식물성 에스트로겐은 에스트로겐 수용체에 결합하여 체내 에스트로겐 농도에 따라 부족할 때는 에스트로겐처럼 작용하고, 과잉일 때는 길항제로 작용한다.**

☑ **C3G는 갱년기 남성에게서는 DHT 작용을 억제하고, 갱년기 여성에게서는 에스트로겐 작용을 증가시킨다.**

☑ 자궁근종 예방과 교정을 위해서는 비만을 해결해야 한다. 자궁근종의 주요 위험 인자는 비만으로, 지방세포는 아로마타제를 활성화하여 안드로겐을 에스트로겐

으로 전환시키며, 과도한 인슐린 또한 아로마타제를 자극해 에스트로겐 생성을 증가시킨다.

☑ 자궁근종과 자궁내막증의 공통점은 에스트로겐수용체[ER]가 많다는 것이다. 생체 에스트로겐, 합성 에스트로겐, 환경호르몬[제노에스트로겐] 모두 ER을 증가시켜 질환을 악화시킨다. 제노에스트로겐은 농약, 살충제, 플라스틱, 다이옥신 등에 존재하며, 최근에는 유방암과 자궁근종 증가의 큰 원인으로 지목된다.

☑ 에스트로겐은 간에서 대사되어 장으로 배설된다. 그러나 장내 유해균이 분비하는 베타-글루쿠로니다제가 에스트로겐의 글루쿠론산 결합을 분리시켜 장간순환을 증가시키면 에스트로겐 배출이 방해된다. 따라서 장내 환경 개선과 변비 예방은 에스트로겐 해독과 자궁근종 예방에 핵심이다.

☑ **시아플렉스는 천연 아로마타제 조절제**로 작용하여 에스트로겐 생성을 균형 있게 조절하고, C3G와 바이오플라보노이드는 식물성 에스트로겐으로 작용해 과발현 또는 저발현된 에스트로겐을 동시에 조절한다.

☑ 또한 시아플렉스는 COX-2 선택적 억제제로 작용하여 염증 매개체인 PGE2 생성을 억제하고, 필요할 경우 COX-1은 유지하여 위장관 보호 작용을 한다. 이 과정에서 'PGE2 감소 → 에스트로겐 과잉 생성 억제 → 자궁근종 예방'이 가능하다.

☑ 노유파는 자궁내막증 개선에 도움을 주는데, PGE2를 줄여 산화된 자궁내막 세포막을 정상화한다.

☑ AANC의 자궁근종 작용

- 식물성 에스트로겐 작용으로 과도한 에스트로겐 억제
- COX-2 억제를 통한 PGE2 정상화
- 시토크롬 p450 및 글루쿠론산 포합 작용 촉진으로 에스트로겐 해독 강화

## ✅ 팩트체크       Quiz

| | |
|---|---|
| ❶ 비만은 자궁근종과 무관하다. O, X? | X |
| ❷ 에스트로겐은 간에서 해독된 뒤 장을 통해 배설된다. O, X? | O |
| ❸ 제노에스트로겐이 체내에 증가할 경우 많이 발생할 수 있는 대표적인 여성 질환 2가지는? | 유방암, 자궁근종 |
| ❹ PMS에 효과적인 비타민B군은? | 비타민$B_6$ |
| ❺ 갱년기 장애를 호소하는 여성에게 도움을 줄 수 있는 대표적인 셀메드 영양소는? | 시아플렉스 에이, 안젤란, 제니플렉스 |
| ❻ 에스트로겐의 장간순환을 증가시키는 효소의 이름은? | 베타-글루쿠로니다제 (β-glucuronidase) |
| ❼ 장내 유해균이 분비하여 에스트로겐의 글루쿠론산 결합을 분리시키는 효소는 무엇인가? | 베타-글루쿠로니다제 |

# 04 반려견의 건강 관리

🔍 **배경지식**      Key point

☑ **강아지의 대사 속도는 사람보다 약 1.9~2배 빠르다.** 따라서 동일 성분의 의약품이나 영양소라도 사람 기준의 단순 환산 투여는 위험하다. 반드시 체중, 품종, 건강 상태를 고려하여 투여해야 한다.

☑ **반려견에게서 흔히 발생하는 3대 암은 악성 림프종, 유선종양, 피부암이다.**

☑ 이뮨부스터는 후성유전학적 영양소가 융합된 복합 포뮬러로 11가지 영양소로 구성되어 있다.

- AFNC(안토시아닌-후코이단 나노복합체): 강력한 항산화·면역력 강화, 후성유전영양소
- 귀리 추출 분말(베타글루칸): 자연면역력 증강
- 강황 추출 분말(커큐민): 항염, 항암, 후성유전 조절
- 당근 추출 분말(베타카로틴): 항산화, 세포 보호
- 마리골드 추출 분말(루테인): 시력 보호, 항산화
- 밀크씨슬 추출 분말(실리마린): 간 기능 개선
- 은행잎 추출 분말(징코플라본): 혈류 개선, 뇌혈관 보호

- 인디언구스베리(비타민C): 항산화, 콜라겐 합성 촉진

- 병풀 추출 분말(마데카소사이드): 항염, 피부 회복

- 씨벅톤 추출 분말(비타민): 면역강화

- 호두펩타이드: 뇌 기능 개선

- 말태반펩타이드: 세포 재생, 줄기세포 활성화

- 영양 효모(비타민B군, 미네랄 풍부): 효소 반응 촉매

- 비타민E: 세포 보호, 항산화

- 비타민D: 뼈 건강, 면역 기능 조절

☑ "대사 속도가 빠를수록 수명은 짧아진다"는 이론처럼, 개는 사람보다 대사 속도가 빨라 체내 활성산소$^{ROS}$ 생성량도 훨씬 많다. 이는 세포 노화와 DNA 손상을 가속화시키는 주원인이다. 따라서 반려동물은 체중 대비 사람보다 더 강력하고 집중적인 항산화제(AFNC 등) 공급이 필요하며, 이를 통해 산화 속도를 늦추는 것이 건강 수명 연장의 핵심이다.

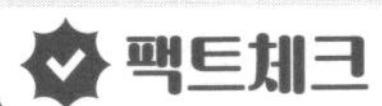 **팩트체크** Quiz

❶ 반려견의 대사 속도는 사람보다 약 몇 배 빠른가? | 2배

❷ 귀리에서 추출되는 면역 증강 성분은? | 베타글루칸

❸ 이뮨부스터의 AFNC는 어떤 작용을 하는가? | 항산화 작용, 면역력 강화

❹ 반려견 3대 암은? | 악성 림프종, 유선종양, 피부암

❺ 이뮨부스터는 셀메드 영양소 몇 가지가 융합된 제품일까? | 11가지(시아에프, 베타, 커큐, 카로, 칸, 써큐, 비바셀C, 호두, 스템, 비바진, 디베롤)

# 상담의 신
## 실전 약사 상담력을 키우는 질환별 퀴즈북 1

**1판 1쇄 인쇄** 2026년 3월 9일
**1판 1쇄 발행** 2026년 3월 13일

**지은이** 장봉근, 양홍철
**펴낸이** 이기준
**펴낸곳** 리더북스
**출판등록** 2004년 10월 15일(제2004-000132호)
**주소** 경기도 고양시 덕양구 무원로 6번길 12 대흥빌딩 815호
**전화** 031)971-2691
**팩스** 031)971-2692
**이메일** leaderbooks@hanmail.net



리더북스는 독자 여러분의 책에 관한 아이디어와 원고 투고를 설레는 마음으로 기다리고 있습니다. 책으로 엮기를 원하는 아이디어가 있으신 분은 이메일 leaderbooks@hanmail.net로 간단한 개요와 취지, 연락처 등을 보내주세요.